目　　次

JN000353

GS1 の基礎知識
GS1の仕組みと医療用医薬品のバーコード表示

GS1 Japan （（一財）流通システム開発センター）

植村 康一

● はじめに

　医療用医薬品のバーコード表示は、医薬品の取り違え事故の防止やトレーサビリティの確保を目的として、厚生労働省より2006年に発出された通知「医療用医薬品へのバーコード表示の実施について」[1] に基づいて進められてきた（実施要項は2016年までに数度改定が行われている[2]）。この通知により、医療用医薬品は、調剤包装単位、販売包装単位、元梱包装単位のそれぞれについて、国際標準化団体であるGS1が標準化したバーコード（GS1バーコード）を表示することが定められた。その結果、現在ではほとんどの包装にGS1バーコードが表示されるようになっている。

　このような中、2019年に公布された「医薬品、医療機器等の品質、有効性及び安全性の確保等に関する法律等の一部を改正する法律」（令和元年法律第63号）（以下、改正薬機法）では、「医薬品、医療機器等をより安全・迅速・効率的に提供するための開発から市販後までの制度改善」において、添付文書の電子的な方法による提供と医薬品等のトレーサビリティの向上を目的に、バーコード表示が義務化された。

　ここでは、GS1の仕組みと国内の医療用医薬品に表示するGS1バーコードについての概要を述べる。

● GS1の仕組みとバーコード

　GS1（ジーエスワン）は110ヶ国以上の国と地域が参加する国際的な流通標準化団体である。GS1が標準化したコードやバーコードは世界中で使用されているが、特に商品識別コードであるGTIN（ジーティン：Global Trade Item Number）は、世界で最も使用されている標準の一つであるといえる。

　GTINは、各国のGS1加盟組織（日本ではGS1 Japan）からメーカーなどの事業者に貸与されるGS1事業者コードに、その貸与を受けた事業者が商品ごとに重複しない番号（商品アイテムコード）と、読み誤り防止のためのチェックデジットを加えて設定する（第1図）。GS1

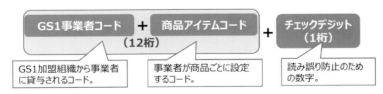

第 1 図　GTIN の構成

GTIN は、GS1 事業者コード、商品アイテムコード、チェックデジットから構成される。　GS1 Japan が発番する GS1 事業者コードは 7 桁、9 桁、10 桁のいずれかであるが、GS1 事業者コードと商品アイテムコードの合計は必ず 12 桁となる。GTIN-14 は GTIN-13 を基に設定する 14 桁のコードで、先頭に 1 桁のインジケータを加え、チェックデジットを再計算する。

事業者コードの先頭3桁はGS1プリフィックスとして各加盟組織に振り分けられており、日本の事業者には原則GS1 Japanから45あるいは49で始まるGS1事業者コードが貸与されている（第1表）。この仕組みにより世界的にユニークなコードを構成することができる。

第1表　GS1事業者コードのしくみ（GS1プリフィックスの例）

GS1プリフィックス	GS1加盟組織
000-019, 030-039, 050-139	GS1米国
⋮ ～	
300-379	GS1フランス
380	GS1ブルガリア
383	GS1スロベニア
385	GS1クロアチア
387	GS1ボスニア・ヘルツェゴビナ
389	GS1モンテネグロ
400-440	GS1ドイツ
450-459, 490-499	GS1日本
460-469	GS1ロシア
470	GS1キルギスタン
471	GS1台湾
⋮ ～	

GS1事業者コードの先頭の3桁がGS1プリフィックスとして、各国・地域のGS1加盟組織に振り分けられており、重複が起こらない仕組みとなっている。

　なお、GTINには8桁、12桁、13桁、14桁の4種類があるが、このうち国内の医療用医薬品に用いられているのは13桁のGTIN-13と14桁のGTIN-14である[1]。GTIN-14はGTIN-13にインジケータ一桁を先頭に付加してチェックデジットを再計算した14桁のコードである。後述するGS1データバーやGS1-128シンボルなどに表示する際にはGTINを14桁にする必要があるため、GTIN-13を表示する際には先頭に0を加えて14桁化してから表示する（図2）。この先頭に加える穴埋めのための0をリーディング0と呼ぶ。なお、GTIN-13は国内ではJANコードという名称で呼ばれることもあるが、両者は全く同じコードである。
　バーコードは、数字や文字などで表されたコードを機械的に読むために表示するものである。バーコードには様々な種類があるが、GS1では国際的に誰もが同じ条件で利用できるよ

---

[1]：GTIN-8は小さなPOS用商品に設定するコードで、GTIN-12は北米の事業者のためのコードである。これらは国内の医療用医薬品には原則用いられない。

	14桁フォーマットで利用
GTIN-13	0 4 5 1 2 3 4 5 0 0 0 0 3 5
GTIN-14	1 4 5 1 2 3 4 5 0 0 0 0 3 2

第2図　14桁フォーマットで GTIN の利用

GS1データバーやGS1-128シンボルなどでGTINを表示する際には14桁とすることが決められている。
その際、14桁に満たないGTINは先頭を"0"で埋める。この"0"をリーディング0と呼ぶ。

うに、バーコードの種類やデータ項目などを規定している（第3図）。例えばスーパーマーケットやコンビニエンスストアなどのPOSレジで取り扱う商品には基本的にJANシンボル（国際的にはEAN/UPCシンボル）が利用されている。日本の医療用医薬品にはGS1データバー（及びその合成シンボル）とGS1-128シンボルを利用する。

ITFシンボル

14569951110013

GS1データバー

(01)04512340500035

JANシンボル

4 912345 000019

GS1 QRコード

(01)04912345000019
(11)201022
(15)210322
(10)KW810

GS1-128シンボル

(01)24512345000015(17)210131(30)10(10)ABC123

GS1データマトリックス

(01)04912345000026
(17)200810
(10)HC123

GS1データバー合成シンボル

(17)210131(10)ABC123

(01)14512345000018

第3図　GS1 が標準化しているバーコード（GS1 バーコード）の例

改正薬機法と厚生労働省通知によるバーコード表示

　医療用医薬品にGS1バーコードが表示されるようになったのは1980年代であり、当時は流通の効率化を目的に、販売包装にGTIN-13（JANコード）がJANシンボルで表示されていた。その後、2006年の厚生労働省の通知により、医療現場での取り違い防止やトレーサビリティの向上を目的として、調剤包装と販売包装には小さなバーコードであるGS1データバー、元梱包装単位にはGS1-128シンボルの表示が進められるようになった。

　改正薬機法に対応するため、厚生労働省は、旧通知に代わるものとして2022年9月13日付で「医療用医薬品を特定するための符号の容器への表示等について」を示した[3]。　基本的には以前の通知内容が踏襲されているが、販売包装に関しては薬機法に基づく義務となっていることや、以前は対象外とされていた医療用麻薬製品なども対象となっていることに注意が必要である。2022年の厚生労働省通知による医療用医薬品のバーコード表示の対象と項目を第2表に示す。

第2表　医療用医薬品のバーコード表示の対象と項目

医療用医薬品の種類	調剤包装単位 GS1データバー（合成シンボル）			販売包装単位 GS1データバー合成シンボル			元梱包装単位 GS1-128シンボル			
	商品コード（GTIN）	有効期限	製造番号又は製造記号	商品コード（GTIN）	有効期限	製造番号又は製造記号	商品コード（GTIN）	有効期限	数量	製造番号又は製造記号
特定生物由来製品	◎	◎	◎	●	●	●	◎	◎	◎	◎
生物由来製品	◎	○	○	●	●	●	◎	◎	◎	◎
注射薬	◎	○	○	●	●	●	◎	◎	◎	◎
内用薬	◎	○	○	●	●	●	◎	◎	◎	◎
外用薬	◎	○	○	●	●	●	◎	◎	◎	◎

●：薬機法に基づき必ず表示　◎：通知に基づき必ず表示　○：任意表示
厚生労働省通知[2] をもとに著者編集

1. 商品コード

　調剤包装単位の商品コードにはGTIN-13を用いる。バーコードとしてはGS1データバーを表示するが、この際、リーディング0をつけてGTIN-13を14桁とする。このため調剤包装単位にバーコード表示されたGTINは必ず0で始まる14桁となる。

　販売包装単位にはGTIN-14を設定する。インジケータには必ず"1"を用いる。これにより販売包装単位のGTINは1で始まる14桁となる。なお、通常GTIN-14の設定は、内包するGTIN-13にインジケータを付加して行うため、第2図で示したように「GS1事業者コードと商品アイテムコード部分」の12桁が一致する。しかし、日本の医療用医薬品に関してはこのルールが当てはまらない。販売包装単位に設定するGTIN-14は、調剤包装単位に設定したGTIN-13とは別のGTIN-13を設定し（基本的には商品アイテムコードを変える）、これを元にインジケータとして"1"を付加して作成しなければならない。

　元梱包装単位にもGTIN-14を用いるが、この商品アイテムコードは販売包装単位と同じものを用いる。インジケータは"2"にしなければならない。

　GS1のルールではGTIN-14のインジケータは、1から8のうち好きなものを選ぶことができるが、国内の医療用医薬品に関しては、販売包装単位には"1"、元梱包装単位には"2"と限定されている。また、GTINはその商品のブランドを持つ企業（ブランドオーナー）が設定するとしているGS1のルールと異なり、「GTINは販売を行う会社ごとに付番すること。ただし、医療用ガスについては、製造販売を行う会社ごとに付番すること」とされている点にも注意が必要である。なお、本通知には、「過去に使用したGTINは、当該GTINが付番された医薬品が販売中止された場合であっても、別の医薬品に再使用してはならない」とGTIN再利用禁止の項目が追加されている。

　GTIN設定に関しての概要を第4図に示すが、日本製薬団体連合会から詳しいガイドライン[4]が公表されているので是非参照いただきたい。

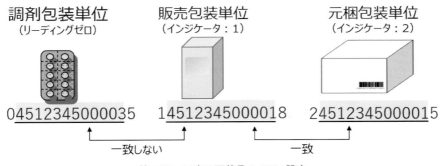

第4図　医療用医薬品のGTIN設定

2. バーコード表示

　調剤包装単位には、GTINのみを表示する場合には、GS1データバー限定型（表示面積が小さい場合には二層型）を用いる（第5図）。

　GS1データバーは、ISO/IEC24724（JIS X 0509）で規格化されているバーコードで、以前はRSS（Reduced Space Symbology）と呼ばれていた。GS1データバーには7種類があるが、医療用医薬品に用いられるのはGS1データバー限定型と二層型である。これらは、小型の商品への表示を目的に開発されたもので、アンプルやPTPシートなど、表示面積が少ない製品への表示も可能となっている。GS1データバー二層型は限定型に比べてより狭い幅での表示が可能であるが、読み取りが容易な限定型を優先して利用する。

　　　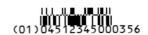

第5図　GS1データバー限定型（左）とGS1データバー二層型（右）

　GTINに加えて、有効期限などの情報を表示する場合には、GS1データバーにマイクロPDF417の派生型（CC-A）を加えた合成シンボルとして表示する（第6図）。特定生物由来製品では、調剤包装単位にも有効期限と製造番号又は製造記号の表示が必須であるため、合成シンボルを使用した表示が必要である。

第6図　GS1データバー限定型合成シンボル（左）とGS1データバー二層型合成シンボル（右）

　販売包装単位は、GTIN、有効期限、製造番号又は製造記号を必ず表示する必要がある。そのため、GS1データバー合成シンボルの表示が必須となる。

　元梱包装単位には、GTIN、有効期限、数量、製造番号又は製造記号をGS1-128シンボルで表示する。GS1-128シンボルは、GS1データバーに比べると大きな可変長の一次元バーコ

ードで、GS1データバー合成シンボルと同様、有効期限などの情報を加えることができる（第7図）。

(01)24512345000015(17)251231(30)10(10)ABC123

第7図　GS1-128シンボル

　GS1データバーもGS1-128シンボルも、GS1アプリケーション識別子（AI）を利用するバーコードであり、AIによってデータ項目を区別する仕組みとなっている。GTINのAIは01でデータは14桁の数字のみ，有効期限のAIは17でデータは6桁（西暦4桁の下2桁＋月2桁＋日2桁）などと決められており、これに従ってバーコードに表示する。この仕組みにより誰もがデータを正しく読み取ることができる。

　厚生労働省通知で指定されているAIとデータの内容は第3表のとおりであり、データの表示順序は第4表のとおりである。データの表示順序は利用者の裁量とされているGS1のルールと異なるので注意が必要である。また、GS1のルールでは、数量AI(30)は医薬品のような定貫商品には使えないが、国内の元梱包装単位には表示することが定められており、元梱包装単位に詰められた販売包装単位の数量を表示することとなっている。

第3表　医療用医薬品に使用するAI

AI	データ項目	データの内容
01	GTIN	14桁の固定長（数字のみ）
10	バッチまたはロット番号	20桁までの可変長（英数記号）
17	有効期限日	6桁の固定長（数字のみ）
21	シリアル番号	20桁までの可変長（英数記号）
30	数量	8桁以内（数字のみ）
7003	有効期限（日時分）	10桁の固定長（数字のみ）

第4表　医療用医薬品のバーコードへのデータ表示順

データ要素	表記順	AI
商品コード	1	01
有効期限	2	17又は7003
数量	3	30
製造番号又は製造記号	4	10又は21

（ただし、数量は元梱包装単位のみ）

医療用医薬品のGS1バーコードの大きさについては、GS1総合仕様書では第5表のように定めている。バーコードの大きさは、バーコードを構成する最小のバーやスペースの幅（モジュール）によって決まるが、このモジュールを、GS1データバー限定型と二層型では0.17㎜〜0.660㎜の範囲で使用する。なお、GS1が示している目標モジュールは0.20㎜であるが、モジュールはある程度大きい方がバーコードリーダーでの読み取りが良い。そのため日本製薬団体連合会のガイドラインでは0.25㎜を標準モジュールとして指定している。できる限り0.25㎜に近いモジュールで印字する方が望ましい。バーコードの高さはGS1データバー限定型ではモジュールの10倍以上、二層型ではモジュール幅の13倍以上が必要である。

GS1-128シンボルの場合は、モジュールは0.17㎜〜0.495㎜の間、高さはモジュールに係らず12.7㎜以上が必要である。

第5表　GS1 総合仕様書による医療用医薬品のバーコードサイズ

シンボル	モジュール ㎜			最小のシンボル高さ ㎜		
	最小	目標	最大	最小モジュールの場合	目標モジュールの場合	最大モジュールの場合
GS1データバー限定型	0.170	0.200	0.660	1.70	2.00	6.60
GS1データバー二層型	0.170	0.200	0.660	2.21	2.60	8.58
GS1-128シンボル	0.170	0.495	0.495	12.7	12.7	12.7

GS1総合仕様書（GS1 General Specifications Standard, Release 23.0, 2023）, Symbol specification table 6 をもとに著者編集

なお、諸外国で一般的に使用されている二次元シンボルであるGS1データマトリックス（第8図）は現時点では利用できない。

(01)04512345000035
(21)123456
(17)250531
(10)ABC123

第8図　GS1 データマトリックスの表示例

3. 添付文書電子化への対応

2019年の改正薬機法においては、電子化された添付文書（電子添文）閲覧用のバーコード表示も義務化された。この閲覧用バーコード表示に関しては、厚生労働省より2021年2月19日付けで通知（2022年9月13日付で一部改正通知[5]）が発出されているが、トレーサビリティ用に表示されているGS1バーコードをそのまま利用することができる。

医療用医薬品においては、以前より電子添文を(独)医薬品医療機器総合機構（PMDA）のホームページ上に掲載することが求められていたが、今回の措置により電子添文登録時にバ

ーコードに表示しているGTINを紐付けして登録することが求められるようになった。PMDAでは電子添文と関連文書を閲覧するためのリダイレクトページのURLを公開しており、GTINを組み込んだ特定のURLを用いて直接アクセスすることができる（第9図）。GS1 Japanが日本製薬団体連合会、(一社)医療機器産業連合会と共同で開発した添文ナビ（てんぶんなび：第10図）は、医療用医薬品や医療機器のGS1バーコードを読み込み、リダイレクトページのURLを自動的に構築するようにしたモバイル端末用のアプリであり、スマートフォンやタブレットにインストールすることにより簡単に電子添文を閲覧できる。

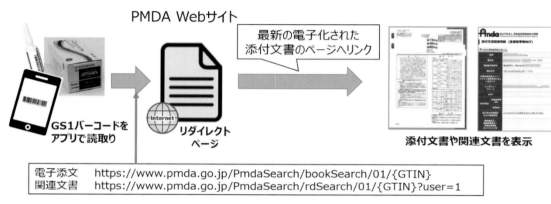

第9図　添付文書の電子化でのバーコード利用
既定の URL に GTIN を加えることによって、PMDA のリダイレクトページにアクセスできる。電子添文閲覧用に開発されたアプリを用いると、GS1 バーコードから自動的にアクセス用 URL を生成して電子添文等を画面表示する。

第 10 図　電子添文アクセス用アプリ　添文 (てんぶん) ナビ®
GS1 Japan が日本製薬団体連合会、一社）日本医療機器産業連合会と共同で開発したスマートフォン用のアプリ。Apple および Google の各公式アプリストアからインストールできる。

● おわりに

　世界的に医療用医薬品のトレーサビリティの重要性が認識されるようになり、多くの国でGS1バーコードが利用されるようになっている。日本は比較的早くからGS1バーコードを導入し、医療機関内での取り違え防止やトレーサビリティを意識して表示が進められてきた。2019年の改正薬機法においては、この取り組みをさらに進め、医療用麻薬製品や再生医療等製品もバーコード表示の義務化対象となると同時に、さらに電子化された添付文書へのア

クセス符号としても利用できるようになった。

　医療DXが叫ばれ、データの重要性がますます高まっているが、製品そのものに表示されたバーコードとそのバーコードに表示された情報は非常に利用価値の高いものである。調剤包装単位を含めて日本のようにバーコードが表示されている国はない。自動的に素早く確実に記録でき、受発注、在庫管理、調剤・混注確認、投薬確認、償還など様々な場面で利用できるGS1バーコードの活用が進み、医療の安全性と効率化が一層進むことを信じてやまない。

参考文献

1) 厚生労働省「医療用医薬品へのバーコード表示の実施について」（平成18年9月15日付薬食安発第0915001号、厚生労働省医薬食品局安全対策課長通知）
2) 厚生労働省「「医療用医薬品へのバーコード表示の実施要項」の一部改正について」（平成28年8月30日付医政経発0830第1号、薬生安発0830第1号、薬生監麻発0830第1号、厚生労働省医政局経済課長・生活衛生局安全対策課長・生活衛生局監視指導・麻薬対策課長連盟通知）
3) 厚生労働省「医療用医薬品を特定するための符号の容器への表示等について」（令和4年9月13日付医政産情企発0913第1号、薬生安発0913第1号、厚生労働省医薬医政局医薬産業振興・医療情報企画課長・生活衛生局医薬安全対策課長連盟通知）
4) 日本製薬団体連合会「医療用医薬品の特定用符号表示ガイドライン（医療用医薬品新コード表示ガイドライン改訂版）」、2023
5) 厚生労働省「「医薬品等の注意事項等情報の提供について」の一部改正について」（令和4年9月13日付薬生安発0913第5号、厚生労働省医薬・生活衛生局医薬安全対策課長通知

```
┌─────────────┐
│   筆者紹介   │
└─────────────┘

植村 康一
GS1 Japan（（一財）流通システム開発センター）
ソリューション第1部　部長
〒107-0062　東京都港区南青山1-1-1
　　　　　　　新青山ビル東館 9階
TEL：03-5414-8535
E-mail：healthcare@gs1jp.org
URL：https://www.gs1jp.org/gshealth/
```

バーコードリーダの基礎知識（ハンド式）

㈱イメージャー

飯塚 太一

◎ はじめに

　医療現場における医薬品の取り違え事故の防止、及びトレーサビリティの確保を推進するため医療用医薬品へのバーコード表示の普及が進み、医療用医薬品バーコードのシンボルで表示されている体系は、調剤包装単位及び販売包装単位ではJIS X0509に規定するGS1 DataBar リミテッドやGS1 DataBar スタック、GS1 DataBar 合成シンボルCC-A、元梱包装単位ではJIS X0504に規定するGS1-128が用いられている。そのほかにも、病院内では患者のリストバンドや各検査システム、調剤薬局では処方箋などにNW7やQRコードなど様々なバーコード体系が表示、運用されている。医療機器、医療材料への標準バーコード表示が全国で進められ、薬剤や診療材料、医療機器等の流通の効率化及び高度化、トレーサビリティの確認、医療事故"ヒヤリ・ハット"の防止並びに医療事務の効率化の観点から、メーカー、卸販売業、医療機関全体で取り組んでいる。医療業界（医療機器・医薬品製造業、卸販売業、医療機関・調剤薬局など）で求められるバーコードリーダにはどのようなポイントがあるのだろうか？

◎ バーコードリーダとは？

　バーコードリーダとは、バーコードを光学的に検知しバー（黒）とスペース（白）を解析して、上位端末（コンピュータなど）が識別可能な電気信号あるいはキャラクタ（文字）に変換する入力機器である。読み取りをするバーコードの種類やバーコードの大きさ、読み取りの操作方法、使用する現場環境等によりさまざまな特長をもったバーコードリーダが製品化されている。

◎ バーコードリーダの選び方

(1)バーコードリーダの読み取り方式

　現在主流となっているバーコードリーダに搭載している光学ユニットは、レーザー方式（1次元バーコードリーダ）、リニアCCD方式（1次元バーコードリーダ）、CMOSカメラ方式（1次元＆2次元バーコードリーダ）の3種類に大きく分類される「第1表」。

①レーザー方式(写真1)の特長は、読み取り操作時に照射するレーザー光の視認性が高いため、バーコードが複数並んでいる場合やバーコードの高さが低い場合に確実に読み取りをすることができる。バーコードに対して非接触（分解能によるが0 ～ 20mm程度の離し読み）の読み取りが可能であるが、最近はほとんどのリニアCCD方式（タッチ方式を除く）も同様の読み取り距離に対応しており、レーザー方式特有の機能ではなくなってきている。また、スキャンラインを多方向にした卓上型のオムニ方式モデルもあり、ハンズフリーで

読み取り方式	機器概要	読み取り可能なバーコード	
		1次元バーコード	2次元バーコード
レーザー	レーザー光を左右に往復するミラーを介してバーコード面を照射し、その反射光をフォトダイオードで受光する。1秒間に約100～500スキャンの走査が可能。	○	× （一部、PDF417系は読める機種もある）
リニアCCD	赤色LEDをバーコードに照射し、その反射光をリニアCCDで受光する。1秒間に約200～500スキャンの走査が可能。	○	× （一部、PDF417系は読める機種もある）
CMOS カメラ	赤色もしくは白色LEDをバーコードに照射し、その反射光をCMOSカメラで受光する。1秒間に約30～60スキャンの走査が可能。	○	○

読み取りをする際に有効である。読み取りが可能なバーコードの種類は1次元バーコードのみとなる。

②リニアCCD方式(写真2)の特長は、レーザー方式に比べ一般的にスキャン速度が速く読み取りレスポンス性が良いことがあげられる。代表的なレーザー方式のハンドリーダは読み取りスキャン速度が100スキャン/秒に対し、リニアCCD方式は200～500スキャン/秒である。また、最近は読み取り最小分解能が0.10mm以上を保証値としているモデルもあり、小さなバーコードに対しての読み取り特性が向上している傾向にある。レーザー方式のような稼動部品がないため、落下性能に強くかつコストも安い。読み取りが可能なバーコードの種類はレーザー方式同様に1次元バーコードのみとなる。

③CMOSカメラ方式(写真3)の特長は、1次元バーコードや2次元バーコードの両方を読み取ることができ、横方向や斜めなど全方向からの読み取りが可能なため、読み取り作業の負担軽減や作業効率が向上する。運用例としては病室で患者のリストバンドに表示されたバーコードを読み取る際に、作業者はバーコードの向きを意識せずにあらゆる角度から読み取りをすることができ、患者にとっても大きな負担がかからない。バーコードの高さが低いものや印字品質の悪いバーコードに対しても画像として取り込むので快適に読み取ることができる。CMOSカメラ方式は画像を撮影する機能もあり、数年前に病院の先生から、

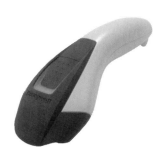

写真1
レーザー方式 1200g

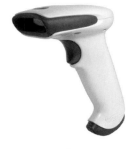

写真2
リニア CCD 方式 1300g

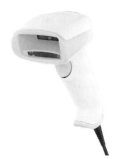

写真3
CMOS カメラ方式
Xenon XP1950g

電子カルテシステムに接続しているバーコードリーダを利用して「患者の傷口の処置状態を画像データとして保管したい」と相談を受けたことがあったが、簡易的にデジタルカメラのかわりとして実現することが可能となった。

(2)バーコードリーダの種類

バーコードリーダの仕様用途にあわせて、いくつかの方式が用意されている。ハンド式以外のモデルも簡単に紹介をする。

①ハンド式（手持ち式）

病院での採用実績が多くパソコンやベッドサイド端末に接続される一般的な方式で，比較的コストは安いが、読み取り対象物にバーコードリーダを近づける必要があるため，片手がふさがれ作業性が劣る場合がある。オプションの専用スタンドを利用することにより固定式リーダのようにハンズフリー操作が可能なものもある(写真4)。

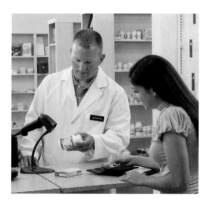

写真4
専用スタンドを使用した
読み取りイメージ

②ハンディーターミナル・PDA

端末として持ち運びが可能なバーコードリーダで、ディスプレイやテンキーを搭載しており、利便性が高いがやや高価である(写真5)。電子カルテシステムと連動したり、バーコードを読み取ることで、商品データを画面に表示し、収集したデータを入出庫処理、在庫管理、棚卸し処理等の業務で活用することが可能である。また、最近はAndroid OSを搭載した業務用端末が増えており、多彩なアプリケーションを利用することで更なる業務の効率化に期待が高まっている。

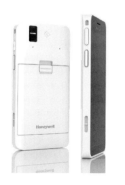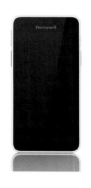

写真5
バーコードリーダを搭載した Android 端末
CT30XP HC

③定置式(固定式)

　スーパーのレジにあるような据置型のバーコードリーダで小型化されている。読み取り対象物をバーコードリーダに近づかせることにより、バーコードの向きを気にせず全方向から読ませることが可能である。両手を使う作業現場に最適である(写真6)。

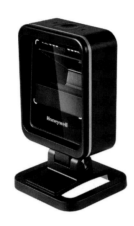

写真 6
定置式　Genesis XP 7680g

(3)バーコードリーダの読み取り性能

　機器を選定する際に、バーコードリーダの読み取り方式や種類のほかに実際に運用で使用するバーコードの印字条件と照らし合わせて、機能及び性能面を各項目別に確認をしておく必要がある。

①読み取りバーコード

　リーダが読み取り可能なバーコード体系の種類。注意点は一般的に1次元バーコードリーダでは、JAN、NW7、CODE-128（GS1-128）、GS1 データバー等の読み取りは可能だが、廉価なモデルではGS1 データバーはサポートされていない（読み取り非対応）ことがある。また、一部の製品によっては1次元バーコードリーダでGS1 データバー合成シンボルの読み取りに対応していることがあるが、操作方法はリーダをスワイプ（手動で上から下に動かす）させて読み取りをするため、読み取り操作に一定の慣れが必要なことから十分なテスト運用評価をしなければならない。昨今、2次元バーコードリーダもコストが安くなってきたこともあり、GS1 データバー合成シンボルの読み取りをする場合はCMOSカメラ方式を薦めたい。

②読み取り最小分解能

　バーコードリーダが認識できる最小のバー（黒）またはスペース（白）の幅。医薬品のバーコードに対してガイドラインでは印字推奨値が分解能0.25mmだが、印字スペースの都合から分解能0.17mmで印字をされるケースもある。1次元バーコードリーダ、2次元バーコードリーダともに最小分解能の特性を満たしていないと確実な読み取りができない。カタログに記載のある値はバーコードの条件により異なることもあり、リーダメーカーに確認をする必要がある。また、バーコードリーダには各分解能による読み取り深度（バーコードに対して読み取りができるリーダとの近接～遠方までの距離）も規定されており、読み取りの余裕度を測る目安となる。

③スキャン速度（スキャン走査回数）

　バーコードリーダが1秒間に読み取り可能なスキャン回数。一般的にはレーザー方式は100スキャン/秒、リニアCCD方式は200 ～ 500スキャン/秒、CMOSカメラ方式は30 ～ 60フレーム/秒となっている。スキャン速度が早いほど読み取りレスポンスが高いことになるがデコーダ処理能力など複合的な要因によって決まる。

(4)接続インターフェース

　バーコードリーダの接続先はコンピュータとの接続が多いが、各種インターフェースが用意されている。接続するコンピュータの使用可能なインターフェースをあらかじめ確認する必要がある。

①USBキーボードインターフェース

　バーコードリーダとコンピュータをUSBケーブルで接続し、読み取ったバーコードデータをキーボードデータとしてコンピュータに出力する方式で取り扱いが容易なため一番主流な方式である。WindowsなどOSが標準で搭載しているUSBヒューマンインターフェイスのドライバで動くため、専用のデバイスドライバは不要である。USBポートからの電源供給で動くので別電源を必要としない。Excelやその他のアプリケーションにバーコードデータを入力でき、コンピュータの設定やバーコードリーダをコントロールする開発は不要なためシステムの開発工数は軽減する。

②USBシリアルエミュレーション

　バーコードリーダとコンピュータをUSBで接続し、シリアル通信にて接続する方式でコンピュータのCOMポートへデータを出力する。リーダメーカーが提供している専用デバイスドライバ経由でデバイスの認識と動作をする。COMポートへシリアルデータを出力するので、USBキーボードインターフェースではデータ入力をコントロールできないアプリケーションへの適用が可能である。キーボード操作に影響を受けずバーコードリーダからのバーコードデータ入力のみをアプリケーションで受けたり、2次元バーコードリーダで画像取得をすることやQRコードに含まれた患者名などの2バイトキャラクタを取り込むことができる。

　③Bluetoothインターフェース

　Bluetoothは無線通信規格の一つで、Bluetooth対応バーコードリーダはBluetooth

　対応の受信機器と無線通信することで、バーコードリーダで読み取ったデータを無線でコンピュータなどに入力することが可能である。Bluetoothにはプロファイルという複数の通信手順があり、バーコードリーダで主に使用されているプロファイルは「HID（ヒューマンインターフェイスデバイス）」や「SPP（シリアルポートプロファイル）」がある。また、機器構成としてBluetoothバーコードリーダと専用クレードル（Bluetooth通信とリーダの充電機能を備えた）が提供されている製品もある。専用クレードルとコンピュータの接続は前述のような各種有線インターフェースで行う。Bluetooth対応バーコードリーダと市販のBluetoothアダプタとの組み合わせはBluetoothのバージョンやBluetoothスタックの相性により稀に安定した無線通信ができないこともあり、専用クレードルとリーダメーカー専用通信による組み合わせが安心して使用することができる場合がある。また、病院内ではさまざまな医療機器があるため、無線の干渉がないか事前に動作確認をすることが必要である。

Bluetoothにはクラスという電波強度をあらわす仕様があり、Bluetooth対応バーコードリーダはクラス2（無線通信距離約10m）が多い(写真7) (写真8)。

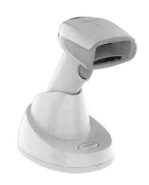

写真 7
Bluetooth 対応 2 次元
バーコードリーダ Xenon XP1952h

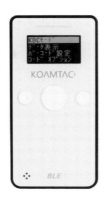

写真 8
Bluetooth 対応 2 次元
バーコードリーダ KDC280

(5) 抗菌、メディカルプラスチック対応

　バーコードリーダのボディにアルコール清拭が可能な抗菌仕様やメディカルプラスチックを採用した製品がある。非対応のバーコードリーダは医療現場の環境ではアルコール腐食によるケース劣化が発生し、落下による破損故障などを引き起こしていたが、取り扱い操作で業務効率をおとさず作業が行える(写真9) 。

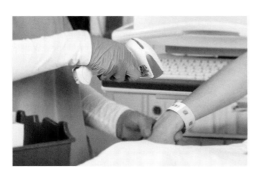

写真 9
メディカルプラスチック対応 2 次元バーコードリーダ
Xenon XP 1950h

(6) バイブレーション機能

　病室や調剤薬局などの静かな環境でも安心して確実なバーコードスキャン操作が行えるバイブレーション機能を搭載している製品もある。夜間の診療時など患者に不快感をあたえずにシステムの運用が行える。振動回数や振動時間などの細かな設定も用意されている。

(7)製品保証期間

　故障時の製品保証（無償修理保証）は一般的に1年間としているメーカーが多いが、製品によっては最長5年間の長期保証をサポートしており、保守費用の負担を軽減することが可能である。長期にわたるトータルコストパフォーマンスも導入時に検討する必要がある。

(8)バーコードリーダ読み取り出力設定

　バーコードリーダは、取扱説明書に記載されている設定用バーコードを読み取ることやホスト側から専用コマンドを受信することにより設定を切り替えることが可能である。バーコードリーダの使用方法や運用のアプリケーションにあわせて設定変更することにより、確実に安心して業務を遂行することができ、システム側のアプリケーション開発工数を軽減することが可能な場合がある。機種毎に仕様は異なるため、バーコードリーダメーカーに確認をすると良い。

①読み取りバーコードの限定や桁固定

　読み取りバーコードの種類やバーコードデータの桁数を固定する機能。バーコードリーダの一般的な初期設定は、複数のバーコード種や桁数を自動読み取りしているが、業務で使用していないバーコードは設定で読ませないようにすることにより、誤入力を防ぐことができる。また、バーコードの種類によっては短縮読み（誤読）が発生しやすい特性がある場合に読み取り桁数を設定で固定することにより、防止することも可能になる。

②データ出力の編集(変換・抽出)

　バーコードリーダ内で読み取ったバーコードデータを指定編集して出力する機能。バーコードデータに含まれる指定したキャラクタを任意のキャラクタに変換したり、指定した桁数情報を抽出することにより、システム側に必要な情報のみを送信することができる。

③一括読み取り送信

　複数の並んだバーコードを一回の読み取りで全てのバーコードデータを送信する機能。読み取り操作の作業性を向上させることが可能。

④バーコードデータの読み取り可否条件指定

　バーコード内の指定したキャラクタがある場合のみ読み取り送信する機能。たとえば、販売包装容器単位のバーコードデータは「011・・・」、調剤包装容器単位用のバーコードデータは「010・・・」と構成されているが、販売包装容器単位のバーコードのみを読み取りたい場合に"GS1データバーの3桁目が1のみを読み取る"条件指定をすることにより、調剤包装容器単位用のバーコードを読むとエラー音をバーコードリーダから鳴らすことができる。

⑤GS1データバーをJANコード変換出力

　医療用医薬品GS1データバー(16桁)を読み取り、バーコードリーダ内でJAN用のチェックデジットを付与(再計算)してJANコード(13桁)として変換出力する機能（第1図）。

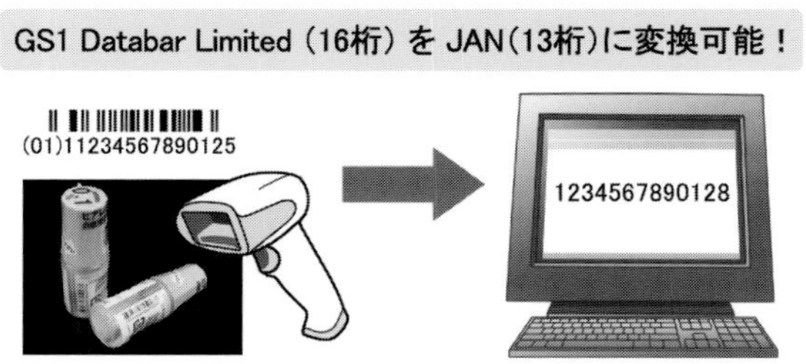

第1図　GS1データバーのJAN変換機能

⑥GS1 データバー 、GS1-128出力フォーマット編集機能

　GS1 データバーやGS1 データバー合成シンボル、GS1-128で使用されているアプリケーション識別子で商品コードや有効期限、ロットナンバーなどラベル上に目視確認用で記載されている"（　）"に対して、バーコードリーダの設定で自動判別を行い、バーコードデータにも"（　）"を付加して出力することができる機能。データの出力順番を指定することも可能で、アプリケーション識別子解析用ミドルウェアソフトの購入やソフト開発、パソコンとのソフト検証などの必要がなくなり、システム側の開発工数負担とコストを減らすことが可能になる（第2図）。

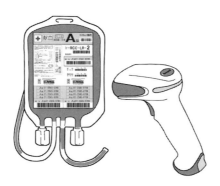

第 2 図　輸血用血液製剤の GS1 データバー合成シンボルの編集も可能

⑦OCR(文字認識)読み取り機能

　バーコードリーダでOCR(文字認識)を読み取る機能。英字や数字のフォントを対象としており、普及型の2次元バーコードリーダをプラットフォームとすることで、低コストでOCR（文字認識）システムを構築することが可能である。医療用医薬品においても使用期限情報や製造番号がスペースの要因などからバーコード表示されていない場合に目視確認をしているケースがあるが、このような機器を使うことにより作業の効率化がはかれる。

【読み取り事例】

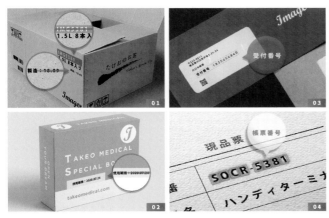

01
物流倉庫：段ボールに印字された賞味期限やLOT 番号など

02
メディカル：医薬品パッケージに印刷された使用期限や製造番号など

03
オフィス：書類に印字された受付番号など

04
製造工場：作業指示書などに印字された管理番号など

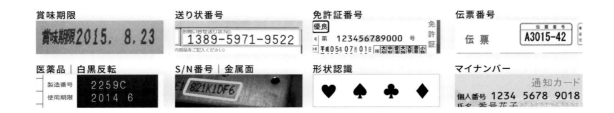

賞味期限	送り状番号	免許証番号	伝票番号
賞味期限 2015. 8. 23	1389-5971-9522	優良 第 123456789000 号 平成05年07月01日	伝票 A3015-42

医薬品｜白黒反転	S/N番号｜金属面	形状認識	マイナンバー
製造番号 2259C 使用期限 2014 6	821K1DF6	♥ ♠ ♣ ♦	通知カード 個人番号 1234 5678 9018

◉ おわりに

　医療現場で採用されるバーコードリーダのポイントを紹介した。実際に使用するにあたりトラブルを未然に防ぐためにはプリンタの印字やバーコード規格もふまえた総合的な検証が必要である。バーコードリーダにおいてもアンプル、ボトルの曲面に貼られたラベルやPTPシートなどの低コントラストバーコードの読み取りなどに対しても更に読み取り性能を向上させ安心して使っていただけるような機器の開発を継続していきたいと考える。医療現場において業務の効率化、省力化を図ることにより安全性の向上につながるよう今後も努めていく所存である。

筆者紹介

飯塚 太一
㈱イメージャー
営業部
https://imagers.co.jp/
〒333-0811
埼玉県川口市戸塚2-21-34-2F
Tel：048-456-5381　Fax：048-456-5382

バーコードリーダの基礎知識（固定式）

㈱マーストーケンソリューション

竹山 和男

◉ はじめに

　固定式バーコードリーダー（以下、固定式リーダー）は、人を介さずにバーコードを読み取ることを目的としたリーダーである。主には工場の製造ラインや物流センターの仕分けラインに据付けられて、ライン上に流れてくる製品や荷物を読み取り、自動的にデータ転送することで、システム上でデータ処理されるような現場で活用されている。

　昨今では労働人口の減少もあり、単純なバーコードを読み取る作業に人手をかけることが難しくなってきている。今まで以上にバーコードを読み取ることへの作業効率の改善が求められているため、様々な現場で固定式の需要は高まってきている。

　最近では、上記の製造ラインのような、純粋な自動読み取りではなく、人が読み取り作業を行うが、作業性を向上させるための半自動（ハンズフリー読み取り）の読み取り方式も増加傾向にある。

　ここでは、基本的な固定式リーダーの種類と特徴について紹介する。

　固定式リーダーは、用途別に自動化ライン用、装置組み込み用、ハンズフリー（卓上）用に大きく分けられる。

　主な利用シーンとしては、

①生産ラインのコンベア上で、パレットや製品情報の自動読み取り

②物流センターの仕分けラインで、配送物情報の自動読み取り

③検体検査装置の組込で、検体情報識別の自動読み取り

④駐車場やガソリンスタンドの自動精算機への組込

⑤空港などの自動チェックインゲートへの組込

⑥コンビニエンスストアのセルフレジ

など、業界を問わずに利用されている。

　固定式リーダーの読み取り方式は、主にCCD方式、レーザー方式、カメラ方式に分けられる。読み取り方式により、対応している読み取りコードが異なるので、注意が必要である（第1表）。医療用医薬品で使用されるGS1 DataBar Limited composite CC-A/GS1 DataBar Stacked　compositeは、2次元コードが含まれているため、カメラ方式の固定式リーダーで読み取る必要がある。

　上記分類以外にも、インターフェースの選択（USB、LAN、RS232C等）も必要になる。

　また、読み取るためにトリガーを物理的に引く必要があるハンドスキャナと違い、固定式リーダーは人が介在しないため、読み取るタイミングを別途指示する必要がある。

　一般的には、物理的にセンサーを使用して同期（読取指示）を入れる方式と、PLC等の上位機器からのコマンドで同期（読取指示）を入れる方式が多い。ハンズフリー用の固定式リ

第 1 表　固定式リーダーの大分類

読み取り方式	読み取りコード	読み取り距離	主な用途
CCD方式	1次元コード	近距離	検査装置への組込
レーザー方式	1次元コード	近・中・長距離	検査装置への組込
			製造ラインの自動化
			物流ラインの仕分け
カメラ方式	1次元コード 2次元コード	近・中・長距離	検査装置への組込
			製造ラインの自動化
			物流ラインの仕分け
			自動精算機への組込
			チェックインゲート
			セルフレジ

ーダーは、かざすことで読み取りができるように設計されている為、リーダー内部にセンサーが内蔵されている製品が多い。

　QRコードを代表する2次元コードの普及に伴い、最近ではカメラ方式の固定式リーダーに様々な機能が付加されて、読取り技術の向上が進んでいる。特徴的な機能については、以下の通りである。

◉ DPM（ダイレクト・パーツ・マーキング）対応

　DPMとはラベルへの印字ではなく、製品にレーザーマーカーやドットピンマーカーを利用して直接印字する方式である。金属物や樹脂へのマーキングの場合、光の反射の影響や、コントラストが取りにくいことが多いので、安定した読み取りができるように照明に工夫を凝らしたリーダーが多い。医療関連での事例では、医療機器への本体マーキングや鋼製小物へのマーキングなどでDPMが採用されている。

◉ 印字品質検査機能

　読み取るために取得した画像を、独自の基準もしくはISOの基準項目と照らし合わせて、印字品質の検査を行う機能である。バーコード検証機はオフラインで使用する製品がほとんどの為、バーコード品質を全数検査したいような場合に有効な機能である。

◉ 可変フォーカス機能

　カメラ方式の固定式リーダーは、固定焦点のレンズを搭載した機器が多い為、一般的には読み取り距離は機種により制限をされる。しかし、可変フォーカスのレンズを搭載した固定式リーダーでは、1台で近距離から長距離まで対応できる為、設置環境や読み取り対象の変化に柔軟に対応できる製品となる。

◉ OCR機能

　バーコードだけでなく、OCR（文字）を読み取れる機能である。ただし、OCRの読み取り

は、バーコードよりも難易度が高いため、導入に際しては十分にテストを行う必要がある。

第2表　固定式リーダー製品ラインナップの一例

	カメラ方式 (2次元コード読取可)					
	印字品質検査なし		印字品質検査あり			
	内部照明型	外部照明型	内部照明型			外部照明型
					OCR	
	MCR-F100	MCR-F600	MCR-F160 (フォーカス機能無し)	MCR-F530 (フォーカス機能付き)	MCR-F1000 (フォーカス機能付き) ／ MVF-500	MVF-500C
近距離 (～150mm)						
中距離 (150～500mm)						
遠距離 (500mm～)						

	ハンズフリー用 (2次元コード読取可)	CCD方式 (1次元コードのみ読取)	レーザー方式 (1次元コードのみ読取)
	MCR-F037	TCD-8600	TLMS-5600RV (幅広タイプ)
近距離 (～150mm)			
中距離 (150～500mm)			TLMS-5500RV
遠距離 (500mm～)			TLMS-5500RV-LR

◉ おわりに

　物流業界や製造業界、その他の様々な業種においてもDX化を推進するためのデータ収集に、バーコードは欠かせないものとなってきている。コストの高い"人"を介在させずに、膨大なデータ処理を実現するために、是非とも固定式リーダーを有効活用して頂きたい。

筆者紹介

竹山 和男
　㈱マーストーケンソリューション
　本社営業部　営業第三グループ

バーコード検証機の基礎知識
バーコードの品質確認とGS1運用ルールの確認（GS1Checker）

㈱マーストーケンソリューション
竹山 和男

● はじめに

　バーコード検証機とは、印字されたバーコードが安定して読み取りができるように、規格通りの品質で印字されているかを確認するための機器である。バーコード検証機を使用すると、印字品質を数値化することができる。

　では、なぜバーコードの印字品質を確認する必要があるのだろうか？現在はバーコードの普及に伴い、バーコードリーダーもインターネットで簡単に購入できる時代となっている。気軽に手に入れることができるのは良い事だが、残念ながらバーコードリーダーの機種によって読み取り性能は様々であり、安定して読み取りができない等のトラブルも市場では発生している。読み取りに関するトラブルが発生した際には、バーコードの印字品質が悪いのか、バーコードリーダーの読み取り能力が問題なのかの議論となる。このようなトラブルを解決するためには、バーコードの印字品質が基準を満たしているかを確認することが必要となる。

　バーコードの印字品質は、ISO15415(二次元シンボル)/15416(1次元シンボル)で定められている。バーコードの品質を確認するためには、このISO規格で定められた基準で検証し点数を導き出す必要があり、この基準を満たすためには光学的配置（検証対象に対する照明角度等）を満たしている機器で撮像された画像である必要がある。

　また医療用医薬品で利用されるGS1コードについては、印字の品質以外にも、GS1で定められている運用ルールに則りバーコードデータが作成されているかも確認する必要がある。

　これらの要件を満たせるのが、バーコード検証機（第1図）やGS 1 Checker（第2図）である。ここでは、それぞれの製品の特長を紹介する。

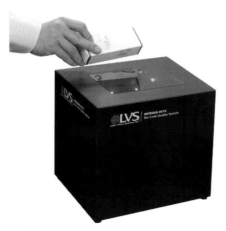

第 1 図　バーコード検証機 LVS-9510

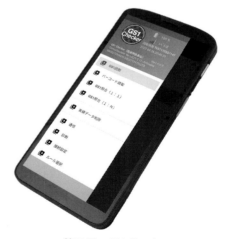

第 2 図　GS1 Checker

● バーコード検証機

　上述したように、バーコードの印字品質を確認するための機器である。一昔前はレーザー方式の検証機もあったが、最近はカメラ方式の検証機が一般的である。

　ここで気を付けなければならないことは、「検証」と「検査」は異なるということである。「検証」とは、ISO規格で定められた基準で画像取得し、各パラメータの品質を数値化することである。一方、バーコード「検査」では、それぞれの基準で取得した撮像画像や検査基準で結果を導き出すものである。機器の選定を行う際には、この違いを理解したうえで選択をする必要がある。

　バーコードの品質基準は、ISO15416では0.0〜4.0の点数評価で定められる。以前はANSI（米国国家規格協会）のグレード評価（A〜F）も採用されていたが、ISO 15416-2016改正に伴い、現在は点数評価のみとなっている。医療用医薬品では、印字品質1.5（C）以上が推奨されている。

　バーコード検証機の操作は非常に単純である。検証機で取得した画像はパソコンに転送されて、パソコンの検証ソフトで検証したいエリアを指定するだけで、解析し結果を表示する。また解析結果は、パソコンと接続されているレーザープリンタなどで、レポートを出力することができる（第3図）。

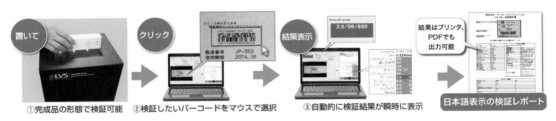

第3図　検証機の操作手順

　バーコード検証機が効果を発揮するのは、印字品質結果が良かった時ではなく、悪かった時である。なぜならば、検証機は品質結果を導き出すだけではなく、不良解析の手助けをすることもできるからである。項目ごとの不良個所やコントラスト、にじみなどを視覚的に表

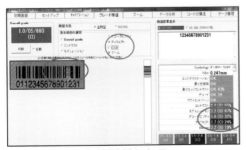

項目ごとに不良箇所がわかる

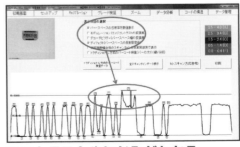

コントラストやにじみがわかる

第4図　不良個所の確認

示させることができるので、対処方法が明確となり印字品質を改善することができる（第4図）。

　検証機では、正しい検証結果を導き出すために、専用のカードを使用したキャリブレーション（校正）機能を持っている。また21 CFR Part11準拠及びGS1US認定危機であり、IDとパスワードによる個別管理、ソフトウェアバージョン履歴、操作履歴、キャリブレーション履歴等にも対応している機器となっている。

◉ GS1Checker

　医療用医薬品で利用されるGS1コードには、印字品質以外にも注意しなければならない点がある。

　GS1コードには様々な種類があるが、日本国内に流通する医療用医薬品の調剤単位および販売単位では、使用するGS１コードの体系が定められている。GS1 DataBar Limited/GS1 DataBar Limited composite CC-A/GS1 DataBar Stacked/GS1 DataBar Stacked composite の４種類である。しかしながら、過去には間違ったGS1コード体系でバーコード作成された事例がある。見た目ではコード体系の違いは判断しづらいことに起因していると思われる（第5図）。

正：GS1 DataBar Limited	誤：GS1 DataBar Truncated
(01)01234567890128	(01)01234567890128

第 5 図　間違えやすい GS1 DataBer の例

　またGS1コードにはアプリケーション識別子（AI）といわれる、属性情報を持たせたデータの運用ルールに則って、バーコード作成しなければならない（第6図）。

【代表的なアプリケーション識別子（AI）】

識別子	01	17	10
内容	商品コード（GTIN）	有効期限	製造番号
規格	数字 14 桁固定長	数字 6 桁固定長	英数字可変長（20 桁）

第 6 図　代表的なアプリケーソン識別子

　これらのデータチェックを、検証機よりも手軽に検査するために、マーストーケンソリューションでは、2012年からGS1チェッカーを販売している。令和4年12月1日に施工された「医薬品、医療機器等の品質、有効性及び安全性の確保等に関する法律等の一部を改正する法律」に伴う、バーコード表示化の義務化に合わせて、GS1Checkerにリニューアルを行い販売開始している。医療機器や体外診断用医薬品はルールが異なるため、GS1Checker for MDもリリースしている。

　GS1Checkerではバーコードを読み取るだけで、専用のソフトが自動的に正しいコード体

系でバーコード作成されているか、アプリケーション識別子の属性情報の運用ルールが間違っていないかをチェックしてくれる。

　読み取ったデータは、端末の画面上で属性情報毎に見やすく表示される。もしデータに間違いがあった場合は、エラー内容が画面表示されるので、現場で簡単に確認をすることができる（第7図）。

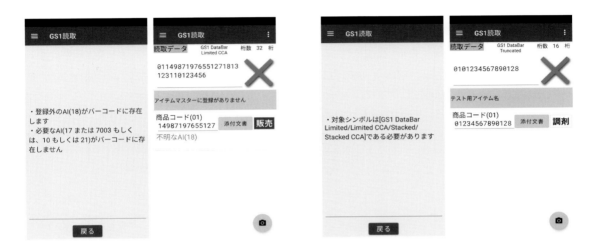

第 7 図　GS1 Checker のエラー内容サンプル画面

　また添付文書の電子化に対応する為、添付文書情報の表示にも対応させた。インターネット接続ができる環境であれば、GS1コードの商品コードから、PMDAに登録されている添付文書情報を表示閲覧できるようになっている。

◉ おわりに

　バーコード表示の義務化と、添付文書の電子化が法制化されたことによって、今まで以上にGS1コードの重要性が増してきている。たかがバーコードであるが、されどバーコードである。これからの医療業界でバーコードの活用が普及するためには、バーコードリーダーやバーコードシステムの技術向上は必要である。ただし、安定した運用をするためには、基本的なバーコード品質が重要であることを理解いただき、ここで紹介した機器が品質向上に役立つことを願うものである。

筆者紹介

竹山 和男
㈱マーストーケンソリューション
本社営業部　営業第三グループ

バーコード印字の基礎知識

㈱エムエスティ

坂本 礼朗

● はじめに

　そもそも、「印字」とは何か？世間的には「印刷」はよく使われるが、「印字」はあまり使われない。JIS規格には「自動認識及びデータ取得技術－バーコードプリンタ及びバーコードリーダの性能評価仕様」（JIS X 0527:2018）というものがあり、ここでは印刷と印字をそれぞれ以下のように定義している。

・印刷：印刷版とインクとを用いてバーコードなどを刷り上げること。

・印字：熱転写式プリンタを用いてインクリボンのインクを受容しまたはラベルに転写し、バーコードなどを表示すること。

　バーコードは商品一つずつに固有のものである。商品そのものを示すバーコードは、パッケージ印刷の段階で固定「できる」情報である。但し、その商品の生産量が少ない場合にパッケージ印刷をするとコストパフォーマンスが悪くなり包装材の廃棄も増えるリスクがあるため、パッケージ印刷時に印刷しない場合がある。また、使用期限や製造番号といった商品製造に依存する可変情報をバーコードや2次元コードにする場合には、パッケージ印刷時に固定「できない」情報となる。

　つまり、印刷＝パッケージ印刷を指しており、印字＝パッケージ印刷後に追加で情報を表示することとなる。

● ラベル印字とダイレクト印字

　印字の定義を明確にしたところで、その印字を実現する方法として以下の二つがある。

①ラベル印字：包装に対して情報を印字したラベルを貼付すること

②ダイレクト印字：包装に直接情報を印字すること

　医療用医薬品は包装単位として以下の三つに分類される。

①調剤包装単位：製造販売業者が製造販売する医薬品を包装する最小の包装単位

②販売包装単位：卸売販売業者等から医療機関等に販売される最小の包装単位

③元梱包装単位：製造販売業者で販売包装単位を複数梱包した包装単位

　それぞれの包装単位で想定される主な包装形態は以下の通りである。

・調剤包装単位：PTPシート、瓶、アンプル、バイアル

・販売包装単位：化粧箱

・元梱包装単位：段ボール箱

　それぞれの包装形態にバーコード印字する方法は以下の通りである。

・PTPシート：ダイレクト印字／ラベル印字共にあるが事例が少ない

・瓶、アンプル、バイアル：ラベル印字

・化粧箱：ダイレクト印字が多いがラベル印字もある

・段ボール箱：ラベル印字が多いがダイレクト印字の事例もある

　ラベル印字にしてもダイレクト印字にしても、印字方法としては以下の三つのいずれかになる。

①サーマル：サーマルヘッドをキーデバイスとして印字

②インクジェット：インクジェットヘッドをキーデバイスとして印字

③レーザー：発振器をキーデバイスとして印字

　それぞれの方式の詳細とバーコード印字における注意点を以降に記していく。

1. サーマルでのバーコード印字

　サーマルとは、キーデバイスであるサーマルヘッドを使って行う印字方法である。

　この方法を説明するために、まずはサーマルヘッドがどういうものかを知る必要がある。

　サーマルヘッドは、横一列に発熱体を並べた構造になっている。発熱体が発熱した熱を対象に伝わることで印字を実現する。

　バーコード印字の世界で使用されるサーマルヘッドは、1mmに12ドットの発熱体が並べられているものが多い。この発熱体の並ぶ密度がマーキングできる精細さを示しており、解像度と言われる。1mmに12ドットということは、1インチ（約25.4mm）に約300ドットとなり、これを300dpi（ドットパーインチ、Dot Per Inch＝dot/inch）と表現する。

　ダイレクト印字において解像度はほぼ300dpiであるが、ラベル印字において解像度600dpiのラベルプリンタを使用する場合がある。解像度が高くなる＝より精細に印字できると思われがちだが、それはつまり同じ幅の中に発熱体をより高密度に並べるということになる。そうすると、発熱体一つの幅は狭くなる。一方で発熱体一つが発熱する熱量は解像度に関わらず同じであるべきである。そうすると解像度が高くなるほど発熱体の形状は細長くなっていく。しかし、解像度というのは幅方向だけでなく長さ方向にも存在する。結果として、発熱体の長さにも制約がかかることになり、解像度が高くなるほど発熱体一つが十分な発熱量を担保することが難しくなる。結果として、解像度が高くなるほどマーキングは薄くなる、もしくは濃さを担保するためには高いエネルギーを付加する必要がある。

　サーマルを使ったバーコード印字においては、印字の向きによってそれぞれ注意点が存在する。まずは発熱体の並びと平行方向に印字する（ピケットフェンス印字）場合、発熱体一つが損傷すると、そのドットは印字できなくなる。その結果、1本のバーに白い縦筋が入ることがある。当該の発熱体がバーコードのスペース部分であると印字結果に影響はでない。次に発熱体の並びと直交方向に印字する（ラダー印字）場合、発熱体が幅方向よりも長さ方向の方が長いために、1本のバーが太り、そのバーに隣接するスペースが細る場合がある。これは熱エネルギーを高く程現象が出やすくなる。

　サーマルを使ったラベル印字の場合は、ラベル内のバーコードの印字場所にも注意が必要となる。台紙のついたラベルでラベル先端部に印字する場合、台紙部分とラベル部分に段差があり、その段差を台紙／ラベルに接触した状態でサーマルヘッドまたはラベルが移動すると、段差を乗り越えるためにサーマルヘッドが跳ねる。その結果、ピケットフェンス印字に

おいてはバーの伸び縮みや薄い横筋が、ラダー印字においてはバー／スペースの太り／細り
が発生する場合がある。

　また、特に装置に組み込んで使用するプリンタにおいては、印字対象となるラベルやフィ
ルム、箱などが不安定な搬送がされていると、それが印字結果の乱れに繋がる場合がある。
印字結果が要求を満足できない場合に、その要因はプリンタにあるのか印字対象にあるのか
を切り分けする必要がある。

2. インクジェットでのバーコード印字

　インクジェットとは、キーデバイスであるインクジェットヘッドを使って行う印字方法で
ある。

　インクジェットヘッドはインクを吐出するノズルを備えている。ノズルが一つのインク
ジェットプリンタは連続式インクジェットプリンタ（CIJ：Continuous Ink Jet）と言われ
る。ノズルを複数備えるインクジェットプリンタはドロップオンデマンドプリンタ（DoD：
Drop on Demand）と言われる。

　CIJでバーコード印字をする場合は、印字密度が粗くなってしまうため、印字できるバー
コードに限りがある。現在医療用医薬品で表示が義務化されているGS1データバーや合成
シンボルは印字できない。海外の医療用医薬品ではGS1データマトリクスと言われる2次元コー
ドの表示が義務化されているが、例外的にこのコードはCIJでも印字可能である。

　なので、インクジェットでバーコード印字をする場合は、多くはDoDが採用される。DoD
はサーマルヘッドの発熱体と同様にノズルが高密度に並べられている。1列ではなく複数列
に並べて各列の位置をずらしていくことで高密度を実現できる。これは、サーマルはサーマ
ルヘッドが印字対象に接触して印字するのに対して、インクジェットではインクジェットヘ
ッドが印字対象に接触せずにインクを吐出するだけで印字できることによるところが大き
い。DoDの解像度は300dpi 〜 600dpiのものが多く用いられる。因みに、商業印刷で使用さ
れるインクジェットヘッドの解像度は更に高い。

　DoDでバーコード印字を行う場合は、以下の点に注意が必要である。ピケットフェンス印
字の場合、ノズル一つがインクで詰まると、そのノズルからはインクを吐出できなくなる。
その結果、1本のバーに白い縦筋が入ることがある。当該のノズルがバーコードのスペース
部分であると印字結果に影響はでない。次にラダー印字の場合、印字速度が高速であるほど
サテライトと言われる小さいインク滴がバーコードのスペース部分に着弾する場合がある。

　また、DoDではインクの吐出可能距離が数ミリであることが多く、ヘッドと印字対象の距
離が非常に重要である。特に距離が長くなるほど印字品位は落ちてしまう。

　医療用医薬品のバーコード印字においてインクジェットが使用される事例としては、以下
の3点がある。

①PTPシート

②化粧箱

③段ボール

　PTPシートへのバーコード表示は、必須要件は商品コードのみを表示すればいいので、印

字の必要性はない。その場合はアルミに予めGS1データバーが印刷されている。但し、任意要件の使用期限や製造番号を表示する場合は、PTPブリスター包装機にプリンタが組み込まれる。アルミに直接印字できるインクの種類としてUVインクが採用される事例が多い。UVインクは、UV＝紫外線をインクに照射することでインクが硬化して印字を実現する。UV-LEDの登場により装置の大幅なコンパクト化を達成し、省スペースで組み込めてなおかつ耐性もある印字が実現できるようになった。但し、印字した直後に包装するために印字に熱と物理的な圧力がかかるため、この工程を経ても取れない印字が必要になる。

　化粧箱へのバーコード表示は、後述するレーザーによる印字が主流ではあるが、インクジェットで実現する場合もある。それは、インクジェットの方が印字にかかる時間を少なくすることができ、より高速な包装ラインを形成することができるからである。特に製造から保管までの時間がシビアなワクチンの包装ラインではインクジェットで対応する場合がある。

　段ボールへのバーコード表示は、現状はラベル印字を貼り付ける事例が主流ではあるが、段ボールにダイレクト印字をしている場合もある。ダイレクト印字の可能性については、GS1でプリンタメーカが集まってテストを実施、印字については概ねどのメーカでも問題なくできることが確認できている。

　インクジェットで実現するバーコード印字は、現状の事例としては決して多くはないが、インクジェットは今後の様々な情報表示の要求に最も対応できる印字方式と言える。

◉ レーザーでのバーコード印字

　レーザーとは、光を強力にする装置のことをいう。レーザーを使って印字する装置をレーザーマーカという。レーザーマーカは、レーザー光を生成する発振器をキーデバイスにし、ガルバノスキャナと呼ばれる鏡でレーザー光の方向を制御し、レンズで集光して印字を実現する。レーザー光を使って一筆書きの要領で印字を実現する。発振器には様々な種類があり、発振器が生み出す光の波長の違いがエネルギーの違いとなる。波長が短い程エネルギーは高い。

　医療用医薬品のバーコード印字では、化粧箱へのバーコード印字でよく使用されている。元々使用期限や製造番号を文字列で印字するために導入されており、その稼働実績がバーコード印字にも活かされた。但し、一筆書きの要領で印字するために、印字量が増えるほど印字速度は落ちる。一つの合成シンボルを印字するために0.5秒程度はかかるため、バーコード印字しつつ従来の包装ライン速度を落とさないようにするために、1ラインに複数台のレーザーマーカを採用されている場合がある。

　発振器はCO_2を媒体にしてレーザー光を生成するCO_2レーザーマーカが採用されている。レーザー光を化粧箱に当てることで、箱表面の塗装を剥離する。すると下地が見えるようになり、この塗装と下地のコントラストで印字を実現する。下地は白であることが多く、濃色の塗装とのコントラストを実現するために、バーが白色、スペースが濃色というサーマルやインクジェットとは色が反転した印字になる。（サーマルやインクジェットではバーが黒色、スペースが白色）

　紙の表面を剥離するので、印字の際には必ず紙粉が発生する。よって装置には集塵機が必

要になる。集塵機のパワーが継続使用により落ちてくると紙粉がバーコード印字の上に付着して読取不良になるリスクがあるので、定期的な集塵機のフィルター交換が必要になる。レーザーマーカはサーマルのインクリボンやインクジェットのインクといった消耗品は不要であるが、ランニングコストがかからないわけではない。

　レーザーマーカでのバーコード印字で注意すべき点は、既に述べたように継続使用による剥離能力の低下である。発振器の出力も然り、集光するレンズも然りである。

　また、インクジェットと同様に印字対象との距離が重要である。DoDのヘッドと違い距離を離すことはできるが、レンズで集光する仕組みのために、焦点を外れて箱にあたると剥離するパワーが落ちて剥離量が減るうえに、レーザー光が当たる面積が大きくなる、言い換えると解像度が粗くなる、ために印字がぼやけてしまう。

◉ おわりに

　以上、医療用医薬品におけるバーコード印字について、筆者のわかる範囲で書かせて頂いた。様々な包装形態に対して何らかの方法でバーコード印字は実現できる。いずれの方法でもメリットとデメリットが存在するので、そのことを理解してユーザーの使用条件を満足する方法を選択することが望ましい。

　本稿がその一助になれば幸いである。

筆者紹介

坂本 礼朗
㈱エムエスティ
代表取締役

ラベル発行ソフトの基礎知識
市販パッケージソフトによる実装事例

山京インテック㈱

伊藤　毅

● はじめに

　改正薬機法により、医療用医薬品へのバーコード表示は義務化となった。

　すでに必須項目での表示率は100％となっているが、ラベル発行の仕組みを導入する際には、セキュリティ面やデータ管理の厳格化要求が高まっておりシステムが高度化してきている。

　今回は市販のパッケージソフト（BarTender※）を使用し、データインテグリティ、電子署名、監査証跡等、要求が高い内容について網羅しつつシステムを構築している事例を紹介する。

● ラベル発行ソフトの概要

　昨今の医療用医薬品メーカー向けのラベル発行システムに求められる機能として、下記の要求が増えている。

・データインテグリティ

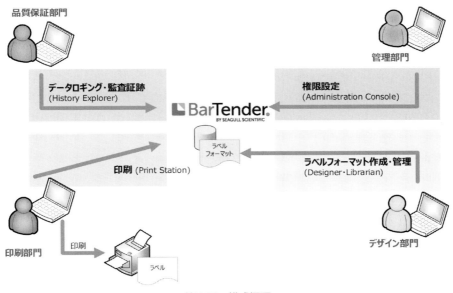

第1図　構成概要

※：BarTender；多様な産業で使用されているエンタープライズレベルの機能を備えたラベル発行ソフトウェア。一般的なバーコードとRFID規格に準拠し、FDAの承認を受けた医療業界でも広く使用されている。GS1との親和性も高い。また、多数の言語をサポートしており、世界中の企業で使用されている。

・資格情報認証によるセキュリティ担保（AD環境との連携）
・ER/ES
・監査証跡

　当社ではBarTenderの以下の機能で構成しユーザーに提供している（第1図）。
・権限設定（Administration Console）
・ラベルフォーマット作成（Designer）
・データロギング・監査証跡（History Explorer）
・ラベルフォーマット管理（Librarian）
・印刷（Print Station）
　この構成では、BarTenderシステムデータベースをサーバーに構成することにより、配下のクライアントの台数に影響せず同じ運用が可能である点がポイントとなる。
　利用するプリンタの台数に応じてBarTenderのライセンス数を準備することにより、小規模〜大規模環境まで柔軟な構成を行う事ができるのもポイントである。

◉ 権限設定（**Administration Console**）

　BarTenderシステム全体の管理内容を構成する機能である。
　Administration Consoleは、ADサーバーと連携してユーザーに権限を付与する機能を有しており、ADのアカウント、グループ情報を活用できる（第2図）。
　（※注：AD環境の規模や構成によっては、パフォーマンス面での影響が発生する事例を確認済み）

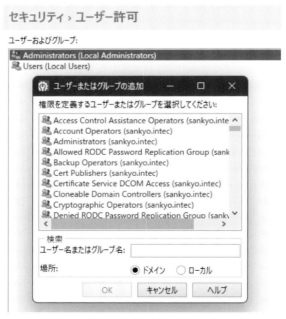

第2図　ユーザー許可

データロギングの設定では、どのアクションに対してログを記録するか設定することができる（第3図）。

チェックを付けた項目のアクション時に、監査証跡のログが記録される仕組みである。

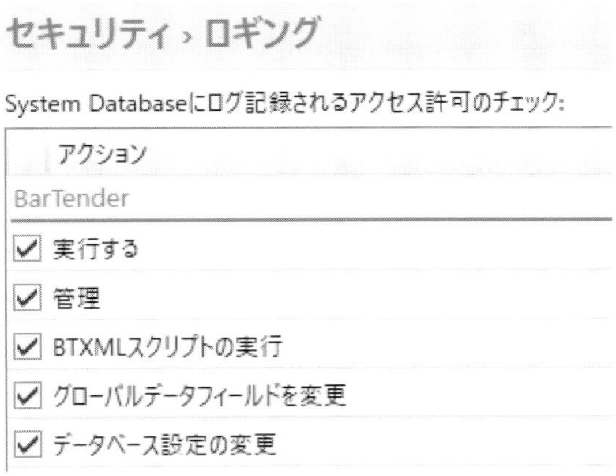

第 3 図　ロギング

電子署名の設定では、どのアクションに対して電子署名を必要とするか設定することができる（第4図）。

チェックを付けた項目のアクション時に、電子署名のログが記録される仕組みである。

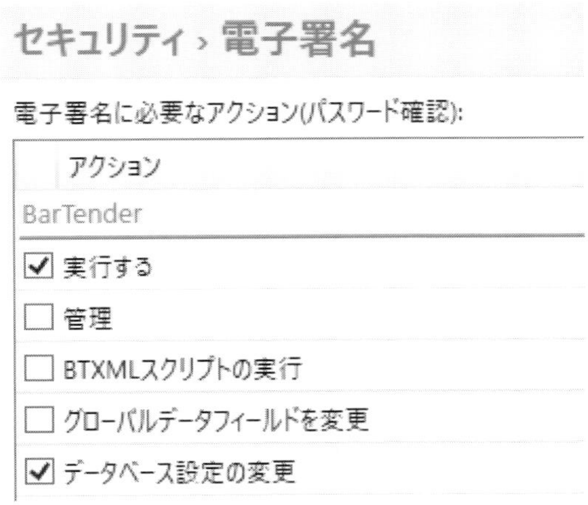

第 4 図　電子署名

実際の署名時は、下記の資格情報入力画面が表示される（第5図）。

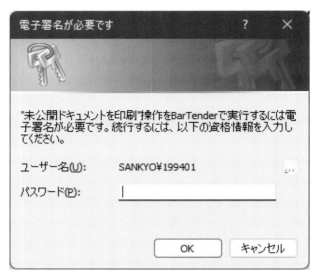

第5図　資格情報の入力

ラベルフォーマット作成（Designer）

　テンプレートにオブジェクト (バーコード、テキスト、図形、ピクチャなど) を追加して印刷項目をデザインする機能である（第6図）。
　上記例の通り、元梱包装ラベル、法定表示ラベルなどWindows標準の操作方法により容

第6図　Designer でのラベルデザイン画面

易にデザインが行える。また、データ入力フォームを活用することで、ラベルの印刷時に可変情報の入力画面を差し込むことができる。

◉ データロギング・監査証跡（History Explorer）

印刷ジョブ情報やエラーメッセージなどの過去の印刷ジョブに関して、ログに記録された情報を表示する機能である（第7図）。

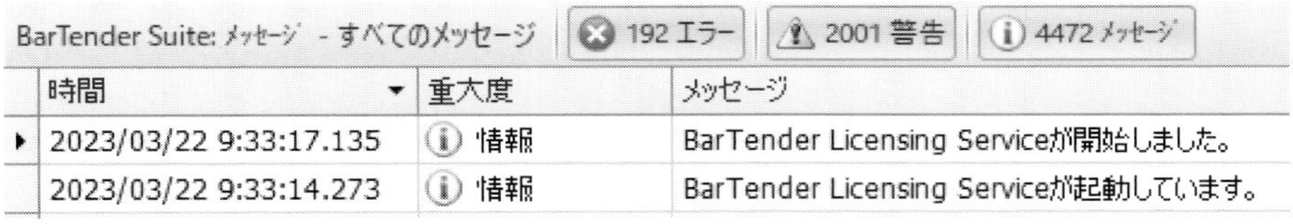

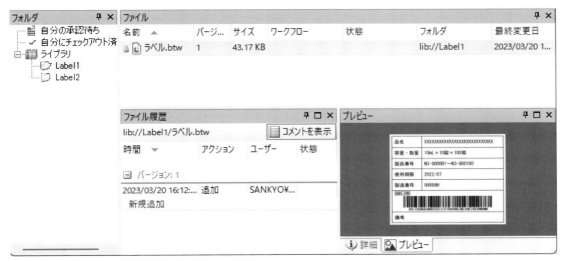

第 7 図　History Explorer でのログ閲覧

印刷に関する履歴、電子署名によるセキュリティチェックの履歴、BarTenderシステム全体の履歴を閲覧することができるため、監査時のトレーサビリティに有効に活用ができる物である。

◉ ラベルフォーマット管理（Librarian）

印刷部門、デザイン部門、および管理者のグループが、BarTenderドキュメントおよび関連ファイルの保管場所とリビジョンを協調的かつ安全に管理できる機能である（第8図）。

第 8 図　Librarian での管理

ワークフローの機能があり、承認プロセスを経ることで、新バージョンを利用する運用も可能である（第9図）。

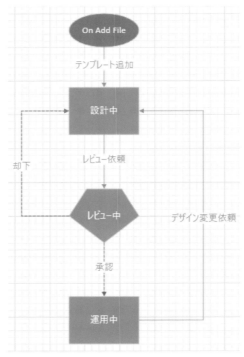

第9図　ワークフローの設定

印刷（Print Station）

　簡単な操作でラベルを印刷できる機能である。

　本機能では、印刷以外の操作は禁止されているため、安全にラベル発行を行う事ができる（第10図）。

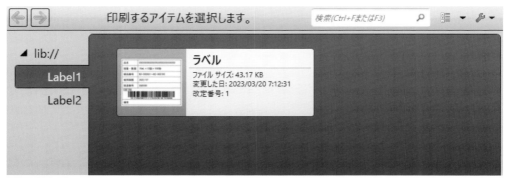

第10図　Print Station での印刷画面

おわりに

　今回は、ラベル発行ソフトの基礎知識という側面よりBarTender標準機能の組み合わせ導

入の実装事例を紹介した。BarTenderは、手軽に高品質なバーコードラベルをデザインできるだけでなく、現場運用に役立つ多彩な機能を有している。これらの機能を把握・理解し、適切に組み合わせて、システムとして運用することが重要である。

　当社は、ラベル発行システムにてBarTenderを使用したシステム導入を多数手がけており、BarTenderの得意な箇所、不得手な箇所にも理解が深く、CSVカテゴリー３〜５まで多くの実績がある。また、より業務効率を重視し、専用ソフトを開発して導入する場合も多い。ラベル発行システムの導入をご検討の際は、気軽にご相談をいただければ幸甚である。

筆者紹介

伊藤　毅
　山京インテック㈱
　システム開発部
　部長
　〒399-2563　長野県飯田市時又127
　TEL：0265-28-5000

ラベラーの基礎知識

㈱タカラ

松本 健司

● はじめに

　市場に流通する食品、薬品、化粧品、日用品など様々な製品に使用されるラベルは目的に応じ多種多様な形状がある。内容物の法定表記、品種の種別を行うための表示ラベル、商品イメージを伝え、購買意欲を刺激するためのデザイン性に優れたラベル、製品の保管や輸送にあたり商品の中身や行き先を示すための物流ラベル、改ざん防止機能やRFIDなど管理機能を持ったラベルなどがある。製造現場や物流現場にて、それらのラベルを一つ一つの製品に対し貼付けすることは必要不可欠な作業であると共に、非常に多くの労力を必要とする作業である。

　労働力不足が顕在化しつつあり、今後も少子高齢化による長期的な人手不足の傾向が続くと推測される今日では、これらのラベルを貼付する作業をいかに効率良く、正確に行うことは各企業において非常に重要な要素である。

　ラベルを貼付する機械は一般的にラベラーと呼ばれ、それを適切に利用することで作業の自動化を図り、且つ作業効率や、品質を向上させるとともにコスト削減に繋げることが可能である。ラベルを貼付けると一口に言っても、製品やラベルの種類や形状、作業場所や運用方法によって、その方法は多岐に渡る。それぞれの条件で最適な方法を見つける手立てとなるよう、ここでは代表的な各種ラベラーを紹介したい。

● ラベル仕様に基づくラベラー分類

1. グルーラベラー

　粘着剤が塗布されていないラベルを製品に貼付するラベラーを「グルーラベラー」と呼ぶ。糊をラベル背面に塗布しながら、容器へ貼付ける仕組みが特徴である。ラベルの仕上げが「枚葉（まいよう）」か「ロール」かで、ラベル切断工程が機械内に必要かどうか分かれる。一

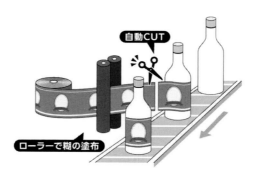

第1図　ロールグルーラベラー

般的にロールグルーラベラーは大型で、生産スピードが速く、大ロット商品の栄養ドリンク、瓶ビールなどに使用されることが多い。ラベルに剥離紙がない為、ゴミの発生がなく環境にも配慮したラベリング方法と言える（第1図）。

2. シュリンクラベラー

　筒状に仕上げた熱収縮性フィルムのシュリンクラベルを製品に貼付するラベラーを「シュリンクラベラー」と呼ぶ。ロール状に巻かれたシュリンクラベルを1枚ずつ切断し、口を開いて製品に装着させ、装着後は、熱をかけてラベルを収縮させ製品に密着させる。熱収縮性フィルムを使用する為、PETボトルやガラス瓶などの複雑な形状の製品に対応可能である（第2図）。

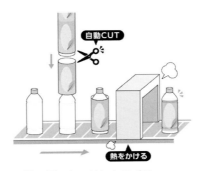

第2図　シュリンクラベラー

3. タックラベラー

　粘着剤（タック）があらかじめラベル裏面に塗布してある（タック）ラベルを製品に貼付するラベラーを「タックラベラー」と呼ぶ。セパレーターと呼ばれる剥離紙（台紙）に貼付けられた状態でロール状に巻かれたラベルをラベラーにセットし、セパレーターからラベルを剥離させて製品に貼付するのが特徴である。一般的にラベラーと言えば、タックラベラーを指すことが多い（第3図）。

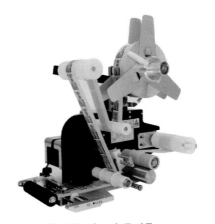

第3図　タックラベラー

● 運用方法（機能）に基づくラベラー分類

1. 手動ラベラー

　電源を必要とせず、ラベルの繰り出し、ラベルの貼付け、製品のセットなど各動作をいずれも手動で行うラベラーを手動ラベラーと呼ぶ。代表的なものにラベルをセパレーター（台紙）から剥がす作業を補助し、ラベルを貼付できるラベルアプリケーター（第4図）がある。

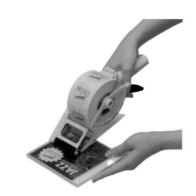

第4図　ラベルアプリケーター

2. 半自動ラベラー

　ラベルの繰り出し、ラベルの貼付けなど特定の動作を自動で行うラベラーを半自動ラベラーと呼ぶ。代表的なものにボトルラベラー（第5図）、ラベル剥離機（第6図）、ボックスシーラー（第7図）があり、機能を限定した自動機とも言える。また、剥離モードを使用したラベルプリンタも半自動ラベラーと考えられる。

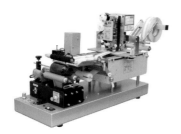 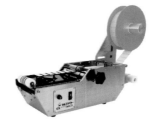 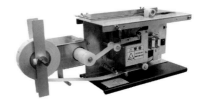

第5図　ボトルラベラー　　　　第6図　ラベル剥離機　　　　第7図　卓上型ボックスラベラー

3. 自動ラベラー

　製品が自動で供給される生産ライン上にて、ラベルの繰り出し、ラベルの貼付けを自動で行う装置を自動ラベラーと呼ぶ。一般的にラベラーと呼ばれるものはこの自動ラベラーにあたり、ラベル貼付機、ラベリングマシン、オートラベラーなどと呼ばれることもある。

　前述した各ラベラー（手動、半自動、自動）は作業内容や処理能力によって、適切なラベ

ラーを選択する必要がある。一般的に手動ラベラー、半自動ラベラーは使用できるラベルの規格が決まった機械であることが多く、作業内容が機械仕様に合致しているかが重要であり、作業内容や条件に合った機械があれば、有効な手段（機械）であると言える。

　一方、自動ラベラーは作業内容に合わせて機械仕様を決定することができる。その分、貼付方法はラベル、製品の形状に合わせて無数にあるため、その中から最適な貼付方法を選択することが重要となる。

第1表

ラベル分類	特徴	対応作業例
手動ラベラー	能力と品質安定性は人力による為、不安定。 汎用性が高い。 導入費用が安く、導入納期も早い。	・ラベルの剥離作業 ・（手動動作での）ボトルへのラベル貼付け
半自動ラベラー	人力以上の能力と品質安定性が期待できる。 機能が限定されているが、自動ラベラーよりも汎用性が高い。	・ラベルの剥離作業 ・ボトルへのラベル貼付け ・箱の封緘 L 字貼り
自動ラベラー	能力が高く、自動生産ラインとの連動が可能で、品質安定性も高い。 初期設計次第であるが、汎用性は半自動機より劣ることが多い。 特注機になることが多い。	※要求仕様に対して、設計、提案可能である。

● ラベラー導入のメリット

　手作業でラベル貼りを行うと、「ラベルにシワが入る」、「真っ直ぐに貼れない」、「透明ラベルに指紋がついてしまう」、「作業員により出来上がりが異なる」、「生産性があがらない」、「異種混入が起きやすい」、などのいくつかの問題が発生することがある。それらの問題はラベラーを導入することで解決することができる可能性がある。

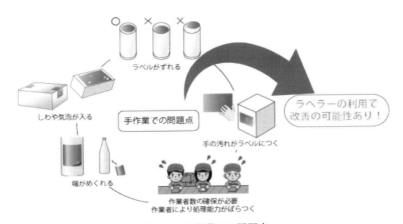

第8図　手作業での問題点

● 自動ラベラーの貼付方法

1. 流し貼り（ローラー貼り）

　セパレーターから剥がしたラベルをローラーで押さえ、製品にラベルを貼付する方法である。製品を停止させずに貼付することが可能であり、処理能力が高い。製品のラベル貼付面が平面であり、ラベルの繰り出し方向が搬送方向と平行になっている必要がある。

2. 吸着貼り（オフセット貼り）

　セパレーターから剥がしたラベルを吸着し、エアーシリンダなどを使用して製品に押し付けたり、エアーでラベルを飛ばしたりしてラベルを貼付する方法である。ラベルを吸着する必要がある為、比較的処理能力は低いが、製品のラベル貼付面が凹んでいる場合や、ラベルの繰り出し方向と搬送方向が平行でない場合も対応可能である。

第2表

自動ラベラーの貼付方法		
分類	特徴	方法例
流し貼り （ローラー貼り）	製造ラインを停止させずにラベルを貼付けできる。 処理能力が高い。 ラベル貼付面が平面、ラベル繰り出し方向と搬送方向の平行が必須。	上面貼り（第9図） 下面貼り 側面貼り（第10図）　など
吸着貼り （オフセット貼り）	ラベルの形状や製品の形状が複雑な場合に適している。 ラベル繰り出し方向と搬送方向が平行でなくても対応可能。	シリンダ貼り ベローズ貼り（第11図） エアー吹付け貼り　など

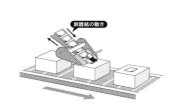

第9図　上面貼り

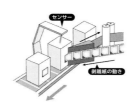

第10図　側面貼り

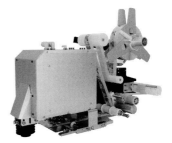

第11図　ベローズ貼り

● ラベラー付加機能

　半自動機、自動機のラベラーは、オプションによりさまざまな機能を付けることが可能である。

1. 印字機能

　ラベラー上にホットプリンタ、サーマルスタンパ、インクジェットプリンタなどの印字機を搭載し、印字を行う。有効期限、製造番号、バーコードなどを印字することが多く、検査カメラなどを搭載し、印字した内容を検査する機能を有することも可能である。

2. ラベル貼付有無検査機能

　ラベラーにてラベルの貼付が正常に行われたかどうかを検査する機能である。比較的安価なカラーマークセンサーを利用することでラベル貼付の有無のみを検知することが可能であるが、ラベルの位置、傾きなど確認する場合は、カメラ検査機を利用する必要がある。

● ラベラーを検討するにあたり

　先述の通り、ラベル、製品は多種多様で、形状、サイズ、貼付位置などそれぞれの条件に合わせて適切なラベラーを選択しなければ、その効果は限定的となってしまう。ラベラーを検討するにあたり、最低限抑えておくべき事項はおおむね以下の通りである。

①製品仕様（サイズ、形状など）
②ラベル仕様（サイズ、形状、材質など）
③ラベルを貼付する位置
④生産能力
⑤設置スペース、設置場所
⑥想定される運用条件（搬送ラインの有無、手作業、完全無人希望など）
⑦その他要求事項（印字、検査、バリデーションなど）

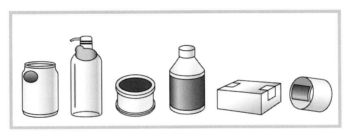

第 12 図　多種多様なラベル、製品及び貼付位置

● おわりに

　ラベラーの基礎知識としてラベラーの分類から主にタックラベラーについて概要を述べてきたが、多種多様な製造現場には様々なラベラーが存在し、定型のパターンでまとめられないのが事実である。ラベラーの導入初期では、各現場の生産状況によっては手作業の方が効率が良いと感じることもあるだろう。しかし、生産年齢人口の減少による深刻な人手不足が避けられない状況の中、一定の品質を安定して生産し、それを継続するためには、ラベラーによる省力化、省人化、品質安定化は有効な手段だと考える。

　最後になるが、ここで述べてきたラベリングの方法以外も今後確立されてくるだろうと予測される。当社としては、都度フレキシブルにユーザーの要望を反映することで、生産の効率化に協力していく所存である。ラベラー導入を検討するにあたり、関係者の役に立てれば幸いである。

参考文献

1)　㈱トッパンインフォメディア
　　https://www.toppan-im.co.jp/labeler/labeler01/
2)　㈱トーワ
　　https://towa.jp/

筆者紹介

松本 健司
㈱タカラ
東京営業部3グループ
〒158- 8628　東京都世田谷区用賀4-32-25
TEL：03－3707－5122　FAX：03－3707－5146
E-mail：matsumoto618@takarapac.com
URL：https://www.takarapac.com/

医薬品カートンにおけるレーザマーカの基礎知識
レーザマーカの基礎とGS1バーコード印字の注意点

パナソニック インダストリー㈱

安藤 彰悟

● はじめに

　レーザマーカはレーザ光の熱エネルギーを利用し、対象物を焼いたり、溶かしたり、塗装を剥離して印字対象物自体の状態を変化させることで印字を行う装置である。擦過や薬品などによって消えるリスクが少ないことから、製造ロットやシリアルNo.、バーコード印字などのトレーサビリティを目的として、医薬品、食品、電子部品、自動車部品など、多くの業界の製造工程で使用されている。また、医薬品業界においては、カートンやPTP包装の使用期限やGS1databarの印字で使用されている。

　本稿では、レーザマーカの基礎原理を説明したうえで、製造現場で安定して使用いただくためのポイントを紹介していく。

● レーザマーカの基礎

　レーザマーカはその名の通り、レーザの力を使って印字をする機械である。レーザを照射して印字するまでには次の四つのプロセスを経て印字を行う。

①レーザ発振器でレーザ光を作りだす。

②ガルバノミラーという走査ミラーで反射させ、登録した文字やバーコードのデータの形をなぞるように1本のレーザ光を走らせる。

③集光レンズに光を通すことで絞り込みを行い、エネルギー密度を高める。

④印字対象物に吸収された光が熱へと変わり、印字される。

　まずはレーザマーカの発振原理を説明するために四つの主要構成部品（このレーザ光を作り出す発振器、レーザ光をガルバノミラーで反射させて走査するガルバノスキャナ、レーザ光を集光する集光レンズ、レーザマーカを制御するコントローラ）について紹介する。

(1)レーザ発振器

　レーザ発振器は、レーザ光を生成し増幅するレーザマーカの核となる部品である。レーザ発振器には様々な種類があり、発振器が生成する光の波長によって種類が分かれる。生産現場で多く使用されるレーザマーカとしては、CO_2波長（CO_2ガスを媒体とする、10,600nmの波長光）や、YAG波長（YVO4結晶、イッテルビウムを媒体とする、1,060nmの波長光）などが一般的である。

　波長が変わることで、印字対象への光の吸収率が変わる。例えば、CO_2波長の光を金属に対して照射すると、ほとんどの光が反射されるため、吸収されて熱エネルギーに変換される量が少なく、印字ができない。一方、YAG波長は金属に対しての吸収率が良く印字ができる。

　このような波長特性により、対象となる材質や色、表面状態などにより、どの波長のレーザマーカを使用するかを選定する必要がある。

今回のテーマである医薬品カートンにおいてはCO_2波長との相性が良いことから、CO_2レーザマーカの採用事例が多い。

(2)ガルバノスキャナ

レーザ印字は非常に高速なため、一瞬でバーコードや文字が書かれているように思われる方が多いが、実際には発振器から出力した1本のレーザ光を、2枚のミラーを高速駆動、反射させることで一筆書きで印字をする。

この2枚のミラーをガルバノミラーと呼び、それぞれ、X軸方向、Y軸方向に走査する役割を持つ。

X軸、Y軸方向の動きを連動させることで、直線だけではなく、曲線も表現することが可能である。

一筆書きで細い線分を塗りつぶすように走査していく方式から、印字内容が少ないほど印字時間が短くなり、多ければ多いほど走査にかかる時間が長くなると言える。

例えば、同じ速度でミラーを走査し、10mmと20mmの線分を書いた場合、20mmの印字は10㎜の印字の約2倍時間がかかる。また、「1」と「8」という文字を書く場合、「1」よりも「8」の方の線分量が長く、印字時間も長くなる。

導入前の評価段階や、導入後の印字内容の変更を行う場合には、最大の文字量(線分量)で印字した時の印字時間が製品サイクルタイム内に収まるかを確認する必要がある。

(3)集光レンズ

集光レンズについては、子供の頃にやる虫眼鏡で太陽の光を集めて黒紙を燃やす遊びをイメージしてもらうとわかりやすい。集光レンズも同様に凸レンズを通し、レーザ光を集光してエネルギー密度を高める役割がある。

集光時、光のスポット径が小さくなる距離をワーキングディスタンスと呼び、レーザマーキングでは基本的にこのワーキングディスタンスに合わせて印字対象ワークを配置し、印字する必要がある。

ワーキングディスタンスには多少の余裕度があるものの、印字対象物の位置が焦点から離れれば離れるほどエネルギー密度が弱まるため、印字品質にも悪影響を及ぼす可能性があり注意が必要である。

(4)制御部(コントローラ部)

制御部には、どのような印字内容をどのような条件で印字をするかを保存する設定ファイルが登録できる。制御部はレーザ発振器やガルバノスキャナに対して、この設定ファイルに登録された情報通りに動作するよう指令を出す役割がある。

設定ファイルはレーザマーカに付属しているPC用の設定ソフトで作成が可能である。

設定ファイルにはレーザパラメータ設定(レーザ出力やガルバノスキャナの走査スピードなどの印字品質調整項目)に加え、印字内容(文字や図形、バーコード)や、自動更新設定(内部時計や照射回数と連動した使用期限やロット)などの情報を登録することができる。

また、この設定ファイルを制御部に多数保存しておき、外部通信でファイルを切り替えたり、ファイル内の印字内容を変更することが可能である。

例えば、一つのカートナー装置で複数の品種のカートンを生産する場合、品種によって印

字する位置や内容が変わる場合があるが、事前に品種ごとの設定ファイルを作成・登録しておき、外部通信を使用して品種に紐づいた設定ファイルを呼び出すことで品種の切り替えが可能となる。

　ここまでの説明からわかるように、レーザマーカは理科の授業で習うような基本的な技術を組み合わせることで構成されている。原理をひも解くことで親しみやすいものになったのではないだろうか。

⬤ レーザマーカ導入のメリット

　医薬品カートンへのレーザマーカの導入はGS1バーコードの表示が義務化された頃から一気に加速した。印字自体は、インクジェットプリンタやラベルプリンタなどでも印字することができるが、なぜレーザマーカの印字が広く普及したのか。レーザマーカを導入する際のメリット、デメリットについて紹介していく。

＜メリット＞

メリット①：印字が消えない

　レーザ印字は印字対象を焼き付けたり、表面を剥離し印字をする。カートンへの印字の場合、印字する箇所に黒いべた塗り塗装をし、レーザで塗装面を剥離し下地の白い面を出すことでコントラストをつける印字が多い。

　インクを使用した方式と違い、表面の塗装を剥離するため消えることがないという特長がある。

　GS1バーコードや使用期限などのトレーサビリティの印字では『消えないこと』の重要性が非常に高く、レーザ印字との相性が良いと言える。

メリット②：ランニングコストやメンテナンス負荷を抑えられる

　レーザ印字は電源さえあれば印字できるため、インクなどの消耗品を必要とせず、ランニングコストの削減につながる。

　また、インクジェットプリンタ方式は定期的にノズルを洗浄したり、インクの交換作業を行うなどのメンテナンス工数やコストも発生する。レーザマーカのメンテナンスは、レンズの清掃や発振器の冷却ファンのフィルタを交換する程度であり、メンテナンス作業も非常に容易なため、製造現場にとっての導入メリットも大きいといえる。

メリット③：高精細な印字ができる

　レンズで集光したレーザ光は非常に細い線を描くことができる。

　レーザマーカはこの細い線文を捜査して一筆書きで印字をしていくため、小さな文字や、バーコードのエッジやコントラストを鮮明に表現することができる。

　GS1バーコードを印字する際には品質グレード評価をすることになるが、レーザマーカではセルやエッジを高精細に印字できるため、高い品質グレードが出しやすいという特長がある。

＜デメリット＞

　導入コストとサイクルタイム（印字速度）主なデメリットは導入コストとサイクルタイム（印字速度）である。

コストは光学系やガルバノスキャナなど、光学・機構部品・発振器など構成が複雑な点が起因する。

　サイクルタイム（印字速度）については、X軸、Y軸を走査し一筆書きで印字することから、インクジェットプリンタと比べると高速化がしにくい。

　レーザマーカは仕様内に収まれば導入後の手離れや安定稼働などメリットの大きい方式ではあるが、すべてにおいて万能な方式ではないため、導入時には印字品質、サイクルタイム、トータルコストなどの確認・試算をし、導入することを推奨する。

◉ 安定稼働のために

　GS1バーコードの『ANCI X3.182印字品質ガイドライン』では印字品質の要求事項としてグレードC以上であることと記載されている。製造ラインにおいてグレードC以上を安定して出すためには、導入時、導入後の双方に注意が必要である。

(1)導入前に印刷（塗料）とレーザ印字の相性を確認する

　印刷面の色や塗料の違いによって、光の吸収率が変わるため、最適な印字をするのにかかる印字時間や品質グレード評価の結果に差が出る。

　そのため、導入前の評価時や、カートンの紙・印刷の設計変更が入る際には必ず事前に印字評価をし、グレードを維持できるかどうかの評価が必要である。

　酸化重合やUVニスなどの方式変更、再生紙への変更、色の変更時などは品質グレードに変化を起こしやすく、急にグレードが落ちたという症状の要因を探っていくと材質変更だったという事例も多いため、導入後においても注意が必要である。

　また、色については黒や濃紺がコントラストを得やすく、色が薄くなるほど評価グレードは悪くなる傾向にある。検証機やコードリーダの読み取り特性により目視でコントラストが確認できても、撮像するとコントラストが落ちる色もあるため注意が必要である。

(2)集塵機の設置と定期的なメンテナンスをする

　塗装を剥離して印字をすると煙や粉じんが発生するため、集塵機や排気ダクトなどを設置する必要がある。この際、集塵ノズルは印字部のなるべく近くに設置し、煙が拡散する前に吸引するなどの工夫が必要となる。

　また、集塵機にもフィルタがあり、清掃を怠ると、吸引力が落ちて周囲を汚す原因となる。レーザマーカのレンズ清掃やフィルタ交換と同様に定期的に清掃を実施することを推奨する。

(3)装置の振動に注意する

　レーザマーカは印字対象が静止した状態を前提として、一筆書きで非常に高いくり返し精度で印字をする。

　そのため、搬送されたワークが完全に静止する前に印字を開始したり、設備自体がどこかの駆動部の影響を受けて振動している状態で印字すると文字が波打ったようになり、読み取りが出来ない場合があるため注意が必要である。

(4)安全対策をする

　カートン印字で使用されるCO_2レーザマーカはJIS規格のレーザ安全基準でクラス4に区分

され、反射光であっても目に入ると危険な光とされている。現場作業者の安全を担保するため、反射光の対策や作業者の安全教育など規格に準拠した安全対策が必要である。

⬤ おわりに

　ここまで紹介したように、レーザマーカの基礎原理を理解した上であらかじめ対策をすることで、多くの印字トラブルを未然に防ぐことができる。特に導入前の準備・評価段階でこれらの内容を理解しておくことで、立ち上げや導入後にかかる工数を抑え、安定的な生産につながるため、これから採用予定の方や導入して使用している方にも是非参考いただきたい。

筆者紹介
安藤 彰悟 　パナソニック インダストリー㈱ 　産業デバイス事業部 　センシング＆プロセッシング商品 　マーケティング課

文字及びバーコード検査装置の基礎知識
医療用医薬品包装ラインで求められる検査

㈱マイクロ・テクニカ

水落 智哉

● はじめに

　当社は、顧客のニーズに合わせた独自の検査装置を開発・製造・販売し、多くの導入実績を有する検査装置の専門メーカーである。医療用医薬品包装での画像処理検査装置の導入実績から、文字及びバーコード検査の必要性・基礎知識について紹介する。

● 検査機が重要視される背景

　医療用医薬品包装ラインでは、文字及びバーコード検査は特に重要視されている。医薬品医療機器等法第50条では、医薬品の直接の容器又は直接の被包に記載しなければならない事項が定められている。その中で製造番号と使用期限についてはその性質上包装ライン内で印字される場合が多く、製造会社自身での印字品質の担保が必要となる。そのため、高い精度を有した検査が求められ、医薬品製造会社も最善の注意を払って検査機の選定を行っている。加えて、2019年12月に公布された改正薬機法（医薬品、医療機器等の品質、有効性及び安全性の確保等に関する法律等の一部を改正する法律（令和元年法律第63号））に基づき、医療用医薬品、医療機器等へのバーコード表示が義務化されたことにより、バーコード検査に関しても今まで以上に検査の重要性が増してきている。

● 文字検査の基礎知識

　文字検査をカメラで行う場合、第1図のような構成が一般的である。カメラで撮像した画像をコンピュータで画像処理の手法を用いて検査を行う。検査の手法としては次のような流れで検査を行う。

　①画像を撮像する→②カメラから画像処理装置に画像データを送る→③取得した画像データの前処理を行う（ノイズの除去、画像フィルターによる強調等）→④前処理したデータにて検査処理を行う→⑤パラメータ設定値に基づきOK・NGの判定を行う→⑥接続された機器（PLC等）に検査結果を出力する。

　上記で一番重要となるのは①である。元となる撮像で安定した画像が撮れないとそれ以降の処理も難しくなる。安定した画像を撮るには条件に合った照明の選定も重要となる。

　文字検査の項目としては、検査対象内にラベリング（1文字ごとに文字を切り出すことを言う）対象の文字があるかを検査する『有無検査』、ラベリングする対象がいくつあるかを検査する『文字数検査』、文字の大きさを検査する『サイズ検査』等を組み合わせて複合的に検査を行う。求められる品質に応じて、登録した文字との比較を行い、一致率で判定を行う『パターンマッチング検査』も一般的に使用されている。

　第2図は、パターンマッチング検査の手法を表した図である。パターンマッチング検査は

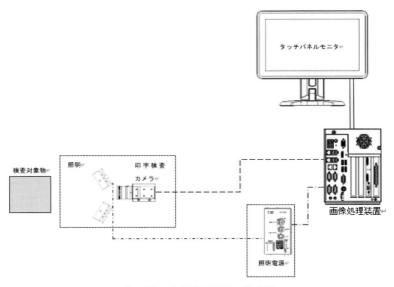

第1図 文字検査装置の構成例

万能ではなく、第3図の通り一致率だけでは人の目では不良品と思える印字であっても、一致率を高く設定しないと不良検出が難しいことが分かる。ただし、単に不良判定の基準の一致率を厳しく設定するだけでは、良品巻き込みが多くなってしまう。そのため、『パターンマッチング』検査だけではなく複合的な検査が必要となる。これについて当社は独自の検査を実装している。

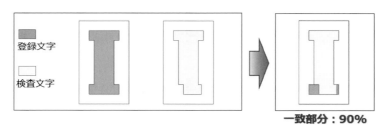

第2図 パターンマッチング検査

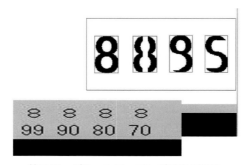

第3図 パターンマッチング検査の限界

● バーコード検査の基礎知識

　医療用医薬品包装のラインで使用されるバーコード、特にカートン（箱）等の販売包装単位では製造番号や使用期限の情報も含まれた2次元コードが用いられており、多くは包装ライン内で印字がされている。そのため、バーコード読取内容とバーコード近辺に印字される目視可能文字（HRI）、法定印字（製造番号・使用期限）との照合検査も必要となる。そのため、前項で述べた文字検査同様の機器構成にて、これらの照合が可能なシステムの使用が一般的である。第4図が照合検査の例である。3点照合に加えて、HRIや法定印字の文字については、前項で述べた品質での文字検査が必要となる。1箱ごとに印字されるバーコードが製造番号ごとに同様であるケース等では、バーコードの形を登録し、一つ一つのバーコードの形状に問題がないかの検査も行われる。

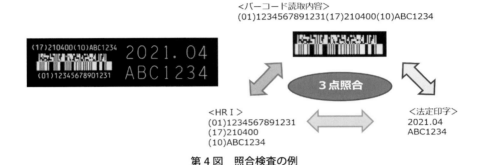

第4図　照合検査の例

　バーコード検査については、改正薬機法によりバーコード表示が義務化されたことに加えて、2021年8月以降は紙の添付文書は原則廃止とされた（経過措置2023年7月31日まで）

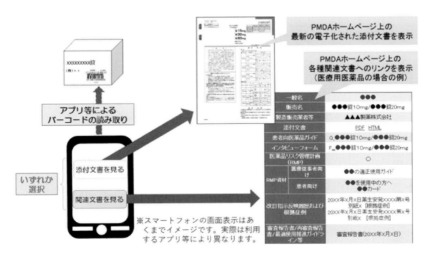

第5図　スマートフォンでの添付文書へのアクセス方法
（出典：PMDA ホームページより）

ことによる影響も大きい。添付文書が電子化され、包装資材に印刷または印字されたバーコードをスマートフォンやタブレットのアプリケーションなどを使って読み取り、その情報をもとにインターネットを経由してPMDAのホームページ上の最新の添付文書にアクセスし、電子的に閲覧することが基本となった（第5図）。

　バーコードの読取が出来ない、印字されているバーコードの内容に誤りがある等があれば大きな問題となる。

● バーコード検査機と検証機について

　バーコードの評価にはバーコードリーダーでの読取りやすさを評価するバーコード検証機もある。目視では正しく読み取れるかを判断することは難しいため、定量化のために用いられる。検証機は性質上、第6図のように見た目に問題があると思われるようなバーコードであっても、検証値は高く出てしまう場合がある。一方、検査機はバーコードの見た目の品質や、関連して印字される文字との照合を行い、印字不良を出さないため、全数チェックのため等に利用される。検査機と検証機はどちらか片方があればいいというものではなく、ともに必要な装置であり、状況に応じて使い分けが必要となる。

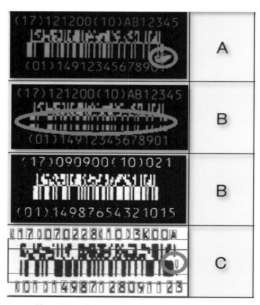

第6図　バーコードと検証機での評価の値

● おわりに

　昨今の自動化・省人化の流れから、画像処理検査装置に対する期待は高まっている。人の目で行う目視検査は、カメラでの検査のように設置条件や見る場所の制限はなく、検査項目を追加したいという場合も柔軟に対応することが可能である。一方、人手の作業はうっかりミスの発生リスクや、検査精度の平準化という点ではカメラ検査には及ばない。これからの

画像処理検査装置メーカーには、検査対象や条件等に応じて、今までの常識にとらわれない発想が求められてきており、高いレベルの提案やシステムが求められている。当社としても今後も画像処理をベースとして、AIやIoT等業界の需要やニーズに幅広く応えていけるソリューションを提供し、社会を見守る『眼』であり続けたい。

筆者紹介

水落 智哉

㈱マイクロ・テクニカ
システムソリューション事業部第2営業部営業2課
〒564-0051　大阪府吹田市豊津町13-45
第三暁ビル4F
TEL：06-6193-9021
URL：http://www.microtechnica.jp/
2014年、㈱マイクロ・テクニカに中途入社。医薬品・食品業界を中心に文字・バーコード・外観等の画像処理システムや海外の各国規制に基づく海外輸出向けシリアライゼーションシステム製品の販売・営業活動等に従事。

バリデーションの基礎知識
構造設備の適格性評価の基本的なプロセスと留意事項

㈱ファーマプランニング

芥川 雅之

◉ はじめに

　医薬品の製造所で使用される生産設備や検査設備はバリデーション（構造設備の適格性評価と呼ばれる）を実施することが求められている。また、生産設備や検査設備には通常PLCを用いた自動化システムが組み込まれている。PLC上のソフトウエアはCSV（コンピュータ化システムバリデーション）と呼ばれる活動によって検証することも求められている。

　本稿では、特に包装工程の自動化システムを含む製造設備や検査装置を念頭に、読者を装置メーカーのバリデーション未経験者と想定して構造設備のバリデーションと自動化システムのCSVのプロセスに関する基礎知識と留意点を提供する。

　実際のバリデーション活動においては、バリデーションのプロセスだけではなく、各設備に特有のテスト項目や方法を理解しておく必要がある。テスト項目とその方法は設備により様々な規格（例：ISO 15416バーコードシンボル印刷品質の評価仕様－1次元シンボルなど）やノウハウがあるが本稿では触れていない。

　また、本稿ではオーナーとサプライヤーという表現を用いているが、オーナーは医薬品製造所等で諸設備を導入する立場、サプライヤーとはエンジニアリング会社やメーカーなどの諸設備を供給する立場の総称として用いている。

◉ バリデーションの定義とポイント

　バリデーションは「医薬品及び医薬部外品の製造管理及び品質管理の基準に関する省令」という法令で実施することが義務づけられている。製薬業界に従事する関係者にとってバリデーションは法令による義務要件であることを、まずサプライヤーは認識する必要がある。GMP省令と呼ばれているこの法令において、「バリデーションとは、製造所の構造設備並びに手順、工程その他の製造管理及び品質管理の方法が期待される結果を与えることを検証し、これを文書とすること」と定義されている。この文書化というキーワードがバリデーション活動における一つの重要なポイントとなる。バリデーションの目的は、決められた品質に適合する製品を恒常的に製造できるようにするとされており、バリデーションは医薬品の品質を、抜き取り検査結果のみでなく、製造および検査に関わる施設・設備・手順のすべてを適切に導入して管理運用することにより、プロセス全体で製品品質を保証するという品質保証ポリシーの重要な要素となっている。

　また、バリデーションは科学的に実施することが求められており、その設備の適格性を検証するために実施するべきテスト項目や方法等は技術的な裏付けが必要となる。テストに関してはガイドラインや規格が定められているものもあり、バリデーションのプロセスを十分に理解した上で、設備ごとに適切なテスト計画を立てることが重要になってくる。

構造設備の適格性評価と自動化システムのCSV

　包装工程で使用される設備は製品や資材を搬送するメカニカルな機構、異常を検知したり包装表示品質を判定する機構、工程で生じる様々なデータを扱うデータベース、設備全体の制御を行うプログラム、オペレーターがパラメーターを入力したり設備の状態を表示するマンマシンインターフェースなど様々な要素で構成される。これらの要素で構成される設備を一つのシステムとしてとらえると、構造設備の適格性評価とPLC等に実装されるプログラムを対象とするCSVの二つの要素のバリデーションを実施する必要がある。ただし、この二つのバリデーション活動の原則に大きな差異はないため、本稿では構造設備の適格性評価の原則を解説し、CSVのプロセスで特異的なポイントを追加事項として言及する。

　オーナーは構造設備のバリデーションとCSVについてそれぞれ別個の手順を定めており、PLCなどを用いた自動化システムを装備した設備の適格性評価においては、どちらの手順に従ってバリデーションを実施するのかも定められているはずである。一般的には、設備の適格性評価とCSVを別建てで実施するのではなく、両者を一本化して必要な活動を行う。

適格性評価のプロセス

　バリデーションが通常のエンジニアリング活動と異なる主な点は、バリデーション手順でプロセスが決められており、このプロセスに従い活動する必要があり、作成すべき文書や記録にGMPに耐え得る体裁と内容が求められることである。

　オーナーは製造所、製造ライン、生産装置、検査装置、自動化システムなど（以下設備と記す）、設備単位ごとにそれらで実現したい要求事項をまとめたユーザ要求仕様書（URS：User Requirement Specification）を作成する。このURSがバリデーション活動の起点となる。サプライヤーはURSの要求事項を具現化する設備の仕様書を作成する。サプライヤーの仕様書には機能仕様（FS: Functional Specification）と設備の製作のための設計仕様（DS：Design Specification）が記載される。サプライヤーの仕様書は設計時適格性評価（DQ：Design Qualification）というプロセスで、設備の仕様がURSの要求事項をすべて満足していることを検証される。原則としてDQに合格していることを確認したうえでサプライヤーの仕様書は承認され、次のステップ、すなわち設備の製作や自動化アプリケーションの開発に進むことができる。

　製作された設備が承認された仕様書通りに製作され、図面通りに据え付けられていることを検証する活動を据付時適格性評価（IQ：Installation Qualification）という。これは、DQで承認された仕様書や図面の記載事項と実際の製作物を照合することにより検証する。承認されていない仕様書との照合によるIQは逸脱となってしまうので要注意である。

　IQ完了後に機能および性能を検証する運転時適格性評価（OQ：Operational Qualification）を実施する。これは承認済みの仕様通りの機能・性能を発揮するかを設備やシステムを動作させながら検証する。IQやOQにおける諸要素の計測にあたっては国家標準器とトレースのとれた校正済み標準計測機器を使用し、トレーサビリティ証明書を記録に添付する必要がある。OQ完了後はオーナー自身が実生産に向けてのパラメーター等を設定し、性能適格性評

価（PQ：Performance Qualification）を実施していくことになる。IQおよびOQをサプライヤーが実施し、完了後にオーナーに引き渡すのが一般的である。上記の流れを第1図に示す。

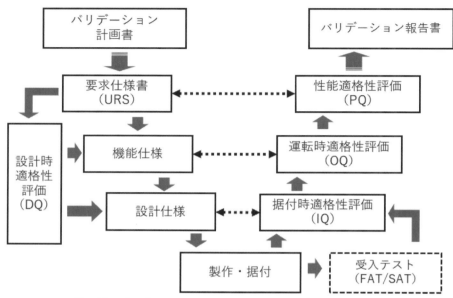

第1図　バリデーションのウォータフローモデル（Vモデル）

これらのプロセスの間に仕様変更の必要が生じた場合やテストにおける不合格事象または逸脱事象が発生した場合には適切な手順で対応しなければならない。この対応方法を含むバリデーション活動全体の手順を、バリデーションマスター計画書（VMP）として活動を開始する前に策定する。関係者はこのVMPに則り上記の活動を実施する。

　実際のバリデーション活動はオーナーのバリデーションに関する手順に準じて遂行する必要がある。サプライヤーは事前にオーナーの関連手順書を入手し、手順ををよく理解しておくことが望ましい。特に記録様式の設計や記録の取り方など、サプライヤーがどこまでオーナーの手順に従う必要があるかを事前に確認しておくべきである。

● CSVにおけるソフトウエアカテゴリー

　CSVの手順においては、ソフトウエアを四つのカテゴリーに分類し、カテゴリーごとに活動内容や作成すべきCSV文書を定めているケースが多い。このソフトウエのカテゴリー分類例を第1表に示す。

　包装設備や検査装置に搭載されているプログラムがサプライヤーの標準システムで、既にサプライヤーの開発過程でソフトウエアの信頼性が担保されているものはカテゴリー3に相当する。これはパラメーターのみ現場に合わせて設定すれば運転可能な設備が対象となる。オーナーの使用形態に合わせて運転するために構成設定が必要なプログラムはカテゴリー4となる。URSの要求事項に適合させるためにプログラム開発が必要な場合はカテゴリー5と

第1表　コンピュータ化システムの　ソフトウエアカテゴリー分類

	カテゴリー	内容	システムの例
1	基盤ソフト	・カテゴリー 3 以降のアプリケーションが構築される基盤となるもの (プラットフォーム) ・運用環境を管理するソフトウエア	・OS ・プログラム言語 ・データベース
2	設定しない		
3	構成設定していないソフトウエア	・商業ベースで販売されている既製のパッケージソフトウエアで、それ自体は業務プロセスに合わせて構成設定していないもの（実行時のパラメーターの入力のみで使用できるアプリケーション等は本カテゴリーに含まれる）	・パッケージソフトウエア ・既製のラダーロジック (PLC) ・既製の製造設備、分析機器、製造支援設備、及びそれらに搭載されたシステム
4	構成設定したソフトウエア	・ユーザの業務プロセスに合わせて構成設定したソフトウエア（アプリケーション上で動作するマクロ等を含む）。 ・プログラム自体を変更した場合はカテゴリー 5 とする	・LIMS(試験室管理システム) ・MES（製造実行システム） ・SCADA ・DCS(分散型制御システム)
5	カスタムソフトウエア	・業務プロセスに合わせて設計され、プログラムされたソフトウエア（アプリケーション上で動作するマクロ等を含む）	・独自開発した IT アプリケーション ・独自開発したプロセス制御アプリケーション ・カスタムラダーロジック (PLC)

定義されている。このソフトウエアカテゴリーはプログラムが内包するリスクの大きさの一つの指標となるため、このカテゴリーとシステムの複雑性、規模、リスクに応じてCSVのプロセスレベルを設定することが一般的である。現実には標準プログラムをベースとし、オーナーの要求に合わせて一部をカスタム開発するカテゴリー 5のソフトウエアを含んだ複合型のケースが多いと思われる。この場合、CSV全体をカテゴリー 5の体系で実施する場合と、カテゴリー 5はカスタム開発パートだけに限定して実施する場合が考えられるが、プログラムのリスクを勘案してテストの範囲と詳細さを設定する。

　一例として、URSの要求仕様が標準機能で満足する場合、適格性検証においてその機能のテストを割愛することがある。一部の機能にカスタム開発がある場合、標準機能のテストを割愛した結果、運用が始まってから標準機能の不具合が顕在化することがある。開発付加したソフトウエアが標準プログラムに全く影響がないことを十分に確認したうえで標準機能のテストは省略する必要がある。

● 要求仕様の文書化（URSの作成）

　URSの要求事項には機能要件、性能要件、材質、規制要求事項への対応、保守要件など様々な観点のものがあるが、オーナーは必要な事項を漏れなく記載することが重要である。

　検査装置などの検出感度を要求事項とする場合、対象を規格で設定する場合と限度見本で設定する場合が考えられる。判定が可能で再現性のあるテストを実施できるように目標値は適切でなければならない。

　URSは設計仕様書ではないので、何を実現したいか（what）を記載し、どのように実現するか（how）や操作シーケンスなどは原則として記載しない。また、記載項目が実現されて

いるかをどのように検証するかをあらかじめ想定しておくことが重要である。もとより検証できないことは要求事項としてふさわしくない。特に規制要件は具体的な要求事項を記載することが望ましい。一般論として「米国のGMP要件に適合すること」、のような抽象的な書き方は避けるべきである。URSで定義された仕様はバリデーション活動を通してトレースしていくため、要求事項にはユニークな番号をつけておく。承認済みのURSがバリデーション活動の起点となるため、サプライヤーはよくURSを読み込み、不明な点をオーナーに確認する必要がある。

◉ サプライヤーによる仕様書作成上の注意点とリスクアセスメント

　サプライヤーの仕様書にはURSの要求事項に対応する仕様を漏れなく記載しておくこと。仕様書の構成や様式自体はサプライヤーの標準的なフォームで差し支えないが、URSの項目とトレースを取りやすくするために、仕様番号を明示しておくことが望ましい。仕様を規定する公的な規格がある場合はそれを記載する。

　仕様をオーナーと検討する過程で、仕様に対するリスクアセスメントを実施する。検討中の仕様に包含するリスクを検討して、このままの仕様で許容できるか、仕様を変えるべきか、仕様は変えず運転手順で対応するかなどの方針を定める。このアセスメントを経て設備の仕様についてオーナーとサプライヤーが合意することになる。

　IQおよびOQは承認されたサプライヤーの仕様書に基づき、テスト計画書を作成して実施することが原則である。したがって設備の品質を確認するために実施するテストの元となる仕様は仕様書に盛込んでおき、オーナーの承認を得ておかなければならない。また、一つの設備を複数のサプライヤーのサブシステムを統合して構築する場合に、一つのシステムとして成り立つよう仕様書に漏れが無いようにしなければならない。

◉ 設備の製作と開発、受入試験

　サプライヤーは承認された仕様書に基づき、設備や自動化システムを製作、開発する。製作中または開発中のサプライヤーの社内テスト自体はオーナーのバリデーション活動の適用範囲外であるが、自社の適切な手順に則りテストを実施し、不具合が発生した場合は適切に対応し記録を残しておくことが望ましい。

　製作中にオーナーからの要望も含めて何らかの要因で仕様を変更する必要が生じることがある。この場合はVMPで定められた変更管理の手続きにより仕様変更を行う。

　受入テストにおいて、サプライヤーはオーナーと協議をして実施方針を決め、受入テスト計画書にまとめオーナーの承認を得る。IQ/OQのテストを省略するため受入テストの結果をIQ/OQで参照する場合は、事前にその旨を受入テスト計画書に記載し、オーナーの承認を得ておく必要がある。

◉ DQ/IQ/OQ時の原則と注意点

　適格性評価活動においてはまず計画書を作成し、検証活動の内容についてオーナーの承認を得ておく必要がある。オーナーは検証活動をチェックし、必要な項目を適切な方法で漏れ

なく検証する計画となっているかを確認しなければならない。計画書には、テストの内容が列挙されるが、それぞれの判定基準は明確であることが重要である。また、OQに取り掛かる前にIQの検証項目はすべて合格していることが原則である。DQ/IQ/OQについては計画書、実施記録、報告書というセットを順番にオーナーは承認していく必要がある。サプライヤーは記録の作成に当たって、オーナーの記録に関する手順を確認し、GMP記録として通用するレベルのものにすることが重要である。記録のないものは実施していないとみなす、というのがこの世界の前提なので、十分に留意したい。

◉ おわりに

　構造設備の適格性評価に関しては、上記のウォーターフォール型のプロセスモデルと、GMP文書としての仕様書や計画書、報告書の書き方、記録の取り方を理解すればプロセスの側面からの構造設備のバリデーションとCSVの基礎を理解したことになる。実際の活動に対しては、設備ごとに適切なテストプロトコルをIQやOQの計画書に反映する必要がある。テストに関する技術要件に関しては、ISOの規格、WHOなどのガイドライン等を利用し研究していただきたい。本稿がバリデーションの理解の一助となれば幸いである。

　筆者紹介

芥川 雅之
　㈱ファーマプランニング
　コンサルティング事業部

医薬品ラベルの基礎知識
医薬品の品質を守るためにラベルに求められること

㈱ IL ファーマパッケージング

安藤 瑞紀

◉ はじめに

　医薬品ラベルは「医薬品、医療機器等の品質、有効性及び安全性の確保等に関する法律」の第50条により表示の規定が定められており、記載されていなければならない項目が挙げられている。他にも医薬品包装として適格性を保つための規定は様々あり、医薬品の品質確保や使用及び投与時の安全を確保するためにも確実に守らなければならないものである。これらの表示に関する規定を遵守するためには表示の誤表記がないことはもちろんのこと、意図した用途なく剥がれることのない医薬品ラベルの設計をする必要がある。それには使用環境や使用用途、どんな被着体に表示を必要としているかなどの要素が重要であり、状況に合わせた選定を行わなければならない。

　医薬品ラベルの使用環境については低温環境での保管や貼付を要するものや滅菌を行うもの、表示を切り取り別の物に再貼付し識別したいもの、遮光包装や改竄防止などの機能付与を目的としたものまで様々な用途・要求がある。これらの要求を満たすラベルを設計していくためには材料の選定がとても重要な要素となる。

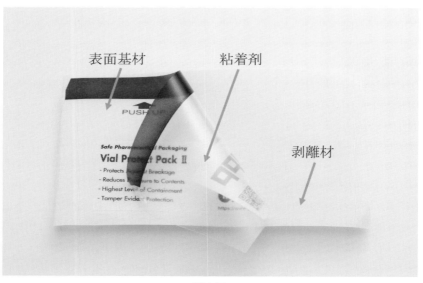

第1図

　材料と一言でいってもラベル材料は主に表面基材、粘着剤、剥離材の組み合わせにて構成されているものを使用する。必要事項が印刷された表面基材を粘着剤によって被着体に貼り

付けるというのがラベルであるため、適切な粘着剤を選定しなければ意図せず表示が剥がれてしまう事象が発生する。適切な粘着剤を選定できればそれだけで良いわけではなく、しっかりと圧着して被着体との接着面積を確保しなければ本来の粘着物性を発揮できない。これは粘着剤が被着体へと貼った直後から状態がほとんど変わらないことに起因する。液状であれば被着体の微差な凹凸に対しても広がり隙間が埋まりやすいが、粘着剤は液状ではないため圧力をかけて隙間を少なくする必要がある。粘着剤が感圧接着剤と言われるのもそれが理由である。ラベルが貼ったり剥がしたり出来るのも状態が一定であるという粘着剤の特性を生かしたものである。

　粘着剤だけではなく表面基材との組み合わせによってもラベルの特性は変化する。例えば、表面基材が厚くコシの強いものを選定すると小径の円筒容器に対して追従することは困難である。そうすれば粘着剤の力がいくら強固なものを選定しても被着体に対して貼りつきにくいラベルとなってしまう。このようなことから、使用環境を把握した上で被着体にあった材料を選定する必要がある。

　表示の規定を守るためには印刷インキも重要な要素である。重要な表示内容が使用環境において消えてしまっては、規制を守れているとは言えない。印刷インキの種類にも水性、UV硬化型、酸化重合型など様々なものが存在するが、医薬品ラベルに主に使用されているのはUV硬化型インキである。医薬品ラベルはラベル貼り機による貼付を要することが大半であり、そのためには印刷ラベルをロール状で仕上げる必要がある。その点UV硬化型インキは速乾性に優れており、ロール状態にすることに適している。また機械にて貼付する際や輸送時の摩擦に対しての耐性、医薬品を使用する際の消毒や薬品に対する耐性に関しても優れた性質を持つため、現在も医薬品ラベルに多く使われるインキである。

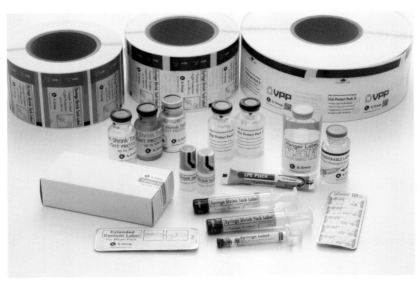

第2図

◉ おわりに

　昨今、環境配慮型のラベル材料やインキも徐々に広まってきているが、表示や機能を保つための材料選定やラベル設計は変わらず行っていくこととなる。ただの包装、表示という認識ではなく、医薬品の品質や使用安全性を保つ一つの要素として、今後も医薬品ラベルを検討していかなければならない。

筆者紹介

安藤 瑞紀
㈱IL ファーマパッケージング
営業部　顧客深耕グループ　技術支援課

医薬品パッケージの基礎
医薬品包装に求められる機能と包装設計

朝日印刷㈱

島田　拓

はじめに

　市場で流通されるあらゆる商品には、製造現場から出荷され、消費者の手に渡り、使用されるまでの過程を考慮した適切な包装が求められる。医薬品も同様に、医療現場で正しく且つ安全に使用されるための工夫が施された包装形態の設計が不可欠である。

　医薬品包装を設計する上で特に重視しなければならない点として「内容物の保護」と「取り扱いの利便性」が挙げられ、製剤の特性に合った最適な機能性を持つ包装形態の設計が必要となる。これらの役割を軸に、医薬品包装において特に求められる機能の事例を紹介する。

内容物の保護

　流通過程や保管時の外部衝撃から製剤を守るため、医薬品包装には製剤の一次包装の形状に即した適切な保護機能が必要とされる。この機能を「緩衝機能」と呼び、主にガラス製のバイアル瓶のような外部衝撃による破損の恐れが大きい製剤の個装箱に広く求められる機能である。

　内容物が個装箱の内壁や底面に接していると、輸送中や個装箱を誤って落下させた際に生じる衝撃が内容物に直接伝わり、破損の可能性が高まる。つまり、内容物の周辺に適度な空間を設けるような構造にすることで、外部衝撃が吸収され内容物へのダメージを和らげることができる。これが医薬品包装における緩衝設計の基本的な考え方である。

1. バイアル向け包装

　抗がん剤に多く見られるバイアル瓶1本入りの包装形態においては、バイアル瓶を保持するための別パーツの中枠を用いた緩衝設計が一般的である。第1図のように、中枠の丸穴あけ形状にバイアル瓶を挿入し、それをケース内にセットする。この中枠によってケースの内壁4側面と底面に衝撃を吸収するための空間が生まれ、緩衝性能を高めている。

　複数本のバイアル瓶を収める個装箱においても、その数に応じた丸穴あけ形状を設けた中

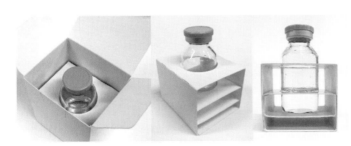

第1図　バイアル1本入り中枠

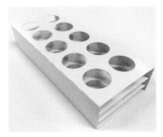

第2図　バイアル10本入り中枠

枠により緩衝機能を付与することができる。この場合、輸送中の振動などから生じるバイアル瓶同士の接触を防ぐため、バイアル瓶同士を十分に離した状態で保持できる中枠の設計が望まれる（第2図）。

　また、ケースと中枠を一体化させることで、緩衝機能の付加と同時に包装作業の効率化も図ることができる。第3図に示すケースは、箱の底部を組み立てた後に上部に飛び出たフラップを下方向に押し込むことで中枠を形成する構造である。

　以上に紹介した事例は一例であり、製剤の一次包装容器の形状、大きさや数量、さらには使用する板紙の厚さや緩衝性能の度合いなど、様々な要件とのバランスを鑑みながら製剤やそれらが使用される医療現場にとって最適な緩衝設計を検討することが重要である。

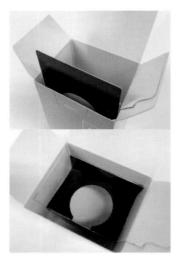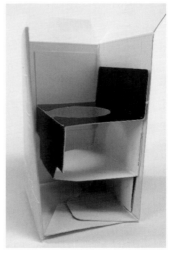

第3図　中枠一体型ケース

2. 改ざん防止

　商品の流通過程においては、第三者によって個装箱が不正に開封されたり、中身がすり替えられたりといった行為も想定される。偽造品の流通事案にも繋がりかねないことから、開封された跡が目立つように残るなど、不正行為の形跡を明確にする機能が医薬品包装には求められる。この機能は「改ざん防止機能」として医薬品包装に広く採用されている。以下、改ざん防止機能の一例を紹介する。

　第4図は、シールエンドカートン（以下、4枚フラップケース）の蓋面に改ざん防止機能を付加したものである。蓋面には所々がつなぎによって繋がっている長円形の切込が設けられており、この切込の内側にホットメルトなどの接着剤を塗布して蓋を封緘している。これにより、蓋を無理に剥がそうとするとつなぎが破断され、開封行為の形跡を明確に残すことができる。第5図は開封口に改ざん防止機能を施したものである。この開封口を押し破ると、複雑に設けられた切込みが乱雑に破断する。そのため開封前の綺麗な状態に戻すことが困難となり、一目で開封された形跡を認識することができる。

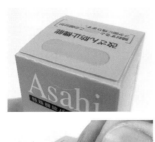
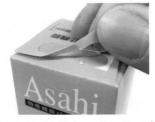

第4図　改ざん防止（4枚フラップ）

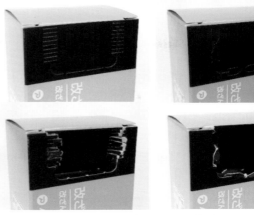

第5図　改ざん防止（開封口）

◉ 取り扱いの利便性

　あらゆる包装には、内容物である商品が消費者に安心安全に使用されるための工夫が施されている。医薬品包装も例外ではなく、製剤が医療従事者及び患者の手に渡り、開封・保管され、最後には廃棄されるまでの過程において、より利便性を高めるための機能が施されていることが望まれる。医薬品包装を取り扱う上での利便性を高める機能として、医療現場から特に要望の多い「開封」「再封」「廃棄」の三つの機能に焦点を置きながら、その事例を紹介する。

1. 開封

　医薬品包装にはテープや接着剤などによる封緘が「医薬品、医療機器等の品質、有効性及び安全性の確保等に関する法律」（以下、薬機法）で義務付けられており、それにより個装箱内部への異物の混入や不正な開封による中身のすり替えなどを防止している。そのため、開封し中身の製剤を取り出すためのきっかけとなる開封口が医薬品包装には必須となる。取り扱いの利便性を高める機能の一つとしてはこの開封機能が挙げられ、医療従事者や患者が正しく且つ安全に個装箱から製剤を取り出せるよう、開封口には開封方法の分かりやすさと開けやすさが求められる。

(1)プッシュオープン

　医薬品包装において最も一般的に用いられているものが、切込で囲まれた部分を指で押し込んで開封する「プッシュオープン」タイプの開封口である。ケース様式や封緘方法を問わず幅広く付加できるという特長を持つ（第6図）。

(2)プルオープン

　一方で、製剤によってはケースと内容物の間に隙間がなく、開封口を押し開けるための十分な空間が確保できない場合があり、開封がしにくかったり、無理に押し込むことで内容

物を傷つけてしまう恐れがある。押し開けることによる製剤へのダメージが懸念される場合には、封止された部分を手前に引き破ることで開封する「プルオープン」タイプの開封口が適している。プルオープンタイプにおいては、ケースに開いた穴に指を掛ける、つまみ代のための突起を飛び出たせるなど、開封口を引き開けるためのきっかけが必要である（第7、8図）。

開封口を設計する際には、開封口にテープの貼付や接着剤の塗布ができるだけの十分な大きさが必要となる。そしてその大きさや形状の設定に際しては、開封口を視認しやすいか、容易に指で押し開けられるかといった、使用者への配慮も求められる。「分かりやすさ」「開けやすさ」「包装しやすさ」を総合的に加味しながら、開封形状を設計することが重要である。

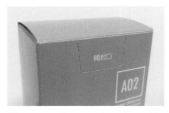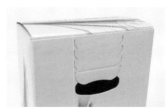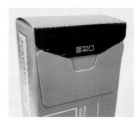

第6図　プッシュオープン開封　　　第7図　プルオープン開封口　　　第8図　プルオープン開封口

2. 再封

製剤の種類や医療現場での調剤作業の内容によっては、ケースから取り出した製剤を一度に使い切らずに、もう一度ケースの中に入れて保管することも考えられる。その場合、開封後に再度蓋を閉じて保管ができるような再封機能が備わっていれば、医療現場での利便性はより高まる。

この機能は4枚フラップケースの包装体に広く要望される。第9図は、開封後に差込が現れそのまま蓋を閉じて再封することが可能となる、一般的な差込様式と同等の作業性を持つ

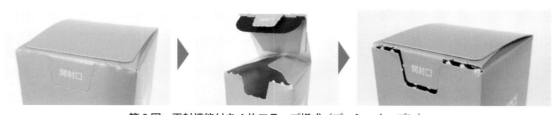

第9図　再封機能付き4枚フラップ様式（プッシュオープン）

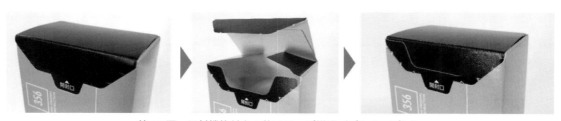

第10図　再封機能付き4枚フラップ様式（プルオープン）

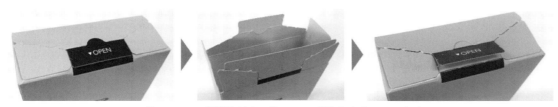

第11図　再封機能付き4枚フラップ様式（プルオープン）

た再封様式である。一方、開封口を引き開けた際につまみ代をそのまま差込とし、再封が可能となるのが第10図の様式である。また、第11図のように、つまみ代から引き開けた後、蓋面に施された突起を切込に引っ掛けて再封する様式も広く用いられている。

3. 廃棄

　医療現場での作業を円滑なものとするため、使用後の包装体には少しでも捨てやすくなるような機能が盛り込まれていることが望まれる。そのため、利便性という観点から医薬品包装を設計する上では、個装箱が廃棄されるまでを考慮に入れた検討が求められる。この廃棄をしやすくする機能を「簡易廃棄機能」と呼ぶ。

　使用後のケースは、平らな状態でかさばらないように廃棄できることが望ましい。廃棄作業をより簡便なものとするため、医薬品包装においては開封口の反対面にも廃棄用の開封口を設けることが一般的である。これを「廃棄口」と呼ぶ（第12図）。複雑な仕切りが付加されたケースにおいても、廃棄機能を付加することで容易にケースを折り畳むことが可能となる（第13図）。

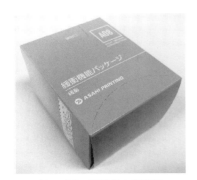

第12図　円弧状の廃棄口

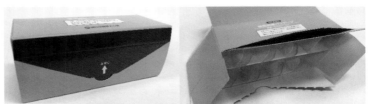

第13図　複雑な仕切り付きケース

◉ おわりに

　以上に紹介した事例以外にも、製剤の特性やその周辺状況に応じて医薬品包装に要望される機能は多岐にわたる。一例として、薬機法の改正に伴う添付文書の電子化に向けた対応が挙げられる。個装箱に同梱されていた添付文書は、製剤を外部衝撃から保護する役割も担っていたとされる。その添付文書の廃止にあたり、製剤によっては緩衝機能が必要となるもの

もある。また、昨今の環境問題への意識の高まりにより、今後は医薬品業界においても環境負荷低減を考慮した包装形態の要望が増えると予想される。

　医薬品を取り巻く環境や社会情勢の変化と共に、今後も医薬品包装に求められる機能は拡大し続けていくことが見込まれる。医薬品包装においては、製剤の持つ特性や医療現場での扱われ方をはじめ、使用者のユーザビリティ、さらには社会の動向など、様々な角度から包装設計を行うことが重要である。そしてあらゆる視点からの検討を重ねながら、新たな包装形態を追求し生み出していくことが当社の使命であると考える。

筆者紹介

島田　拓
　朝日印刷㈱
　製品企画部　コンスト課
　〒531-0071　大阪府大阪市北区中津6-3-11

薬品用 PTP アルミ箔とその印刷の基礎知識
日本における「内容」と「技術」の面から

㈱タケトモ

田口 順章

◉ はじめに

　PTP（Press Through Packageまたは、Push Through Packageの略）は、ブリスターパックの一種である。 PTPは1960年代初頭に当時の西ドイツのHassia社によって創製されたものであって、日本にて利用され始めたのは1965年ごろとされており、既に半世紀以上にもわたり利用されている。[1) 2)] その基本的な構造は「底材」と呼ばれるPVCやPPをブリスター成形し、その成形された底材に対して錠剤等を入れた後に、ヒートシール剤等をコーティングしたアルミ箔を利用した「蓋材」を熱封緘した比較的簡素な形なものである。[2)] しかし現在でも日本の医薬品包装の中で極めて重要な位置を占めている。

◉ PTP包装の特徴とPTPアルミ箔の役割

(1)優れた衛生性・清潔性が高い

　PTP内の固形剤は底材の成形ポケット部を強く押し出して蓋材（アルミ箔）を破ることによって取り出すことができる。押し出されるまでは人の手に触れることが無く、PTP包装された製剤は衛生性・清潔性が高いと言える。[3)]

(2)携帯性が高い

　錠剤やカプセル剤のような固形剤は、外出先で服用することも考えられる。PTP包装以外での包装を利用する場合は、ボトルやピルケースを選択することになる。PTPはそれらの包装形態に比べて必要数を簡単に携帯できること、清潔な状態で携帯できる点においてすぐれているといえる。[3)]

(3)改ざん・偽造防止性が高い

　PTPは材料または包装・容器を破壊せずに製剤を取り出すことはできないから、その時点で改ざん防止機能を有している。ボトル包装ではキャップ開封前は品質維持機能が高くすぐれた包装形態であっても、開封後には容易に改ざんすることが可能であると考えられる。また、容易に改ざんできないことは一定の偽造防止性があると考えられる。偽造品を製造するためには蓋材であるアルミ箔に対する印刷を行う必要があるうえブリスター包装機を準備する必要がある。[3)]

(4)医薬品の情報を教示する面積が比較的小さい

　PTPは携帯性が高いことについては述べたがその反面PTPの包装体そのものの大きは小さく、その結果蓋材であるアルミ箔に印刷によって記載できる内容は限られている。またシートから錠剤を取り差すたびにアルミ箔の表示部分が減少するため、服用し終わるまで全ての表示が存在することはない。この後に詳しく説明するがGS1データバーや必要な記載事項により、表示内容が蓋材全体に及んでいる。それにより印刷文字のフォントを小さくするなど

の対策が必要になってきている。[4]

　PTPアルミ箔は薬剤師や患者に対して必要事項をもれなく伝達する必要があり、また携帯性や衛生性が高い包装でありながら簡単に押し出すことができるものでなければならない。
　そのような医薬品用PTPアルミ箔の印刷について、大きくはその印刷の「内容」と「技術」の2点について説明する。これ以降は基本的に医療用医薬品に利用されるPTPアルミ箔についての説明に注力する。

◉ 医療用医薬品向けPTPアルミ箔の印刷内容

　PTP包装における蓋材（アルミ箔）の表示内容については細かい規定がある。多様な法律や省令等を抑える必要があるが主たるものを説明する。

1. 医薬発第935号[※]に基づいた表示内容について[5]

(1)和文販売名

　製造(輸入)承認書に記載された販売名を記載すること。ただし、規格又は含量を表す数字または剤型を表す錠、カプセル等の文字は省略しても良い。

(2)英文販売名

　和文販売名に対応する英文販売名を記載すること。ただし、通常英文で処方されることが想定されないものについては、この限りではない。

(3)規格・含量

　濃度、含量等を記載すること。

(4)識別コード

　個々の医薬品が識別できるように，数字又はアルファベット等を用いた識別コードをできる限り記載すること。

(5)ケアマーク

　患者が、PTPシートのまま誤飲しないよう、PTPシートから医薬品を取り出す方法をイラストなどで記載すること（取り出し指示ケアマークまたは押し出しマークと一般的に呼称することが多い）。

(6)注意表示

　外用薬に利用するPTP包装の場合「錠剤、カプセル剤等の剤型をした外用剤の取り扱い」に該当する外用剤については、「のまないこと」の文字を目立つように記載すること。

(7)記載場所

　記載場所は第1表の通り。和文販売名、規格・含量及び注意表示については、おおむね2錠（カプセル）分のシートに1ヶ所記載する。

※：平成12年9月19日付け医薬発第935号　厚生省医薬安全局長通知「医療事故を防止するための医薬品の表示事項及び販売名の取り扱いについて」をこの様に略す。

第1表 医薬発第935号通知に基づく表示内容一覧

	表面		裏面	
	本体部	耳部	本体部	耳部
和文販売名		○※	○	○※
英文販売名		○※		○※
規格・含量	○※※		○	
識別コード	○※※		○※※	
ケアマーク			○	
注意表示	○		○	

※：表面に和文販売名を表示する場合は、裏面に英文販売名を表示する。
　　表面に英文販売名を表示する場合は、裏面に和文販売名を表示する。
※※：任意表示とする。

① 和文販売名
② 英文販売名
③ 規格・含量
④ 識別コード
⑤ ケアマーク
⑥ 注意表示
⑦ 識別表示（プラマーク）
⑧ GS1データーバー

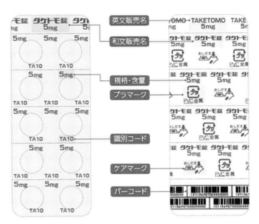

第1図　PTPシートの記載例

2. PTPシート取り出し指示図柄（取り出し指示ケアマーク）について[6]

　ケアマークは日薬連発第380号及び「医薬品等の容器包装の識別表示ガイドライン」に基づきより次のように規定されている。

(1)適用範囲と適用方法

　医療用並びに一般用医薬品のPTPシートに適用する。なお図柄の形状は3．図柄形状と寸法に①形状に規定する図柄を任意に使用する。

(2)図柄形状と寸法

①形状：第2図に示す

②寸法：指示が明確に識別できる適当な大きさとする[7]（明確に識別できれば寸法に対する規制はない）。

(3)取り出しケアマークの表示

①色彩：包装の地色と識別しやすい色調とする。また、必要な場合は、マークと地色の色彩を反転させてもよい。

②位置：原則PTPシートの裏面とする。

③個数：1シートあたり1箇所以上、表示する。

④表事例（表示について）：左右どちらの向きでもよい。

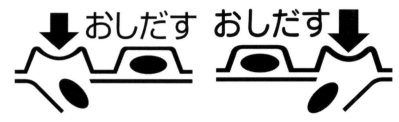

第2図　ケアマーク表示の例

3. 容器包装識別表示（プラマーク）について

　平成12年よりいわゆる「容器包装リサイクル法」が施行されたことにより、一般家庭から排出されるプラスチック製容器包装を分別排出し再商品化することが義務付けられた。また平成13年4月より「資源有効利用促進法施行令」に基づき、プラスチック製容器包装に分別区分を示す識別表示（マーク）を付すことが義務付けられた。そこで、医療用医薬品（動物用医薬品は除く）及び医薬部外品については平成13年4月に日薬連により「医薬品等の容器包装の識別表示ガイドライン」が策定された。さらに平成18年12月に「容器包装に関する基本的な考え方」が改正（環境省等）される等したため、平成21年8月に当該ガイドラインも改訂された。[8]

(1)識別マークについて[9]

①マークの大きさ

　省令に従い、表示に使用する識別マークは印刷では高さ6mm以上、刻印・エンボスでは高さ8mm以上とし、拡大する場合は相似形とする。

②デザイン、色調

　省令の趣旨を勘案して、識別マークは、容器包装全体の模様御呼び色彩と比較して鮮明でありマークの色、抜き文字、線幅、スリット、フォント等の装飾を施すことは事業者の判断に委ねる。

③表示位置

　包装資材・包装形態によって異なるため、PTPシート及び分包シート以外は指定しないが、目立つ位置に表示する。

　原則として、PTPシートの場合は裏面に、分包シートの場合は、表面または裏面のいずれかに1シートあたり1ヶ所以上、表示する。

(2)材質表示ついて[10]

①材質の表記方法

　プラスチック製容器包装への材質、素材表示は任意とするが、容器包装廃棄物の適正処理及び情報開示の観点から材質、素材を表示することが望ましい。表記方法は、文字またはJIS K6899-1：2015（ISO 1043-1：2011）で定められている記号で行う。

　※ガイドライン設定時はJIS K6899-1：2006（ISO 1043-1：2001）だった事に注意。

第2表　プラスチックの表記記号例（抜粋）[10]

シクロオレフィンコポリマー	ＣＯＣ
エチレン―ビニルアルコールプラスチック	ＥＶＯＨ
ポリブチレンテレフタレート	ＰＢＴ
ポリエチレン	ＰＥ
ポリエチレンテレフタレート	ＰＥＴ
ポリプロピレン	ＰＰ
ポリ塩基ビニル	ＰＶＣ
ポリ塩化ビニリデン	ＰＶＤＣ

②識別表示とともに一括表示する場合[9]

　識別表示と材質、素材を一括して表示する場合は、役割名の横に印（：）を付し材質、素材を表示する。複合材湿及び複合素材については、主要な材質及び素材を浮くめて二つを表記し、主要な材質または素材に下線を付す。材質がアルミニウム、PE、PETで構成されたSP包装等で、PEとPETの合計重量よりアルミニウムの方が重たい場合は、識別表示の対象外であるが、文字にて素材を表示することが望ましい。

（例）分包：<u>金属</u>、PE、PET
　PTP包装における表示例（底材がPVC単体の場合、第2図）

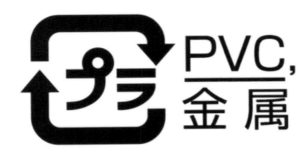

第3図　PTP包装における表事例（底材がPVC単体のPTP包装）

(3)医療用医薬品向けバーコード表示について[11) 12]

　医療用医薬品のバーコード表示については取り違え事故防止及びトレーサビリティの確保並びに医薬品流通の効率化を推進するために実施が進められてきた。まずは平成18年9月に「医療用医薬品へのバーコード表示の実施要項」が通知され、同様に日薬連よりガイドラインも示された。その後、平成24年6月に通知が一部改正された。特にPTPにおいては内服薬及び外用薬の調剤包装単位（PTP包装等）への「商品コード」のGS1バーコード表示を平成27年7月出荷分から必須とした。それに伴い日薬連のガイドラインも同年7月に全面改正されている。

　最近では令和4年9月13日に「医療用医薬品を特定するための符号の容器への表示等について」が通知された。改正法による改正後の医薬品、医療機器等の品質、有効性及び安全性

第3表　医療用医薬品のバーコード表示割合（抜粋）[12) 13)]

医療用医薬品の種類	商品コード	有効期限	製造番号又は製造記号
内用薬	◎（100%）	○（0.6%）	○（0.6%）

の確保等に関する法律（昭和35年法律第145号。以下、「法」という）第68条の2の5の規定により行う医療用医薬品を特定するための符号のこれら容器への表示等について詳細の規定について示されている。　因みに、PTP包装は調剤包装単位という分類になる。調剤包装単位とは、製造販売業者が製造販売する医薬品を包装する最小の包装単位をいう。

　PTPの1枚のシートには少なくとも1ヶ所のバーコード表示が必要である。またコード全体を枠囲みすることが望ましく、エンドレスデザインレイアウトの場合は必ず枠組みを行う。調剤包装単位における表示内容については第3表に示す。また令和2年9月末時点のバーコード表示割合についても併記する。

　PTP包装のほとんどが内用薬の包装に利用されるため内用薬について解説するが、令和2年9月の時点で商品コードは100％の表示が行われている。有効期限については後ほど説明する印刷技術の影響が大きいと考えられるが、現在ではまだ表記については一般的ではない。製造番号または製造記号についても同様である。

(4)GS1データバーについて[14) 15)]

①GS1データバーにはいくつか種類が存在するが、医療用医薬品では原則としてGS1データバー限定型で表示される。表示スペースがない場合にはGS1データバー二層型も使用できる。PTP包装においてはそのほとんどが限定型である。

②モジュールの幅は0.25mmが推奨されているが印刷幅が不足する場合は0.17mm以上で極力大きく印刷することとされている。

③本来、GS1データバー限定型にはクワイエットゾーンは不要である。しかしガードパターンとして左端バーの左側に1モジュール、右端バーの右側に5モジュール分の余白を必要とする。また、反転シンボル（白色バー）は使用しないこととする。

　PTPの印刷表示内容についてはこれらの法律・規定等に基づいている。

　PTPの1シートはそこまで大きくないことが多い。それは内容物を保護する機能として必要な大きさを担保すれば、小さい方が携帯性などのユーザビリティは高くなるなど利点があるためである。小さな面積に対して必要な表示事項が多いため、求められる表示内容を一通り把握することがPTP用アルミ箔の印刷を理解するのに重要であると考える。

◉ 医療用医薬品向けPTPアルミ箔の印刷技術

　PTPにおいては印刷内容とともに重要なのは印刷技術の理解である。シート自体の品質を左右すること、使用者の安全性と直結することに留意する必要がある。PTP包装用アルミ箔の印刷は日本においてはグラビア印刷が圧倒的に多い。

1. グラビア印刷の基礎[16)]

　グラビア印刷の特長について説明する。グラビア印刷はグラビア版を利用した印刷方法で

あり、その特徴は外観品質が他の印刷方式に比べて優位である点だと考えられる。その他の
グラビア印刷の特徴は、第4表の通り。

第4表　グラビア印刷の特徴[16)]

技法	✓ 版面のくぼんだ部分（セル）にインキを与えて印刷する ✓ 画線部を形成するセルにインキが供給され、セル以外の部分に付着した余計なインキをドクターでかきとり、加圧してセル中のインキを紙面に移行させる。
長所	✓ 大量に印刷する際は安価にかつ品質が高い ✓ ニーズの幅が広く技術的にノウハウが蓄積されている ✓ 濃度の高い印刷が可能で、色調が安定している ✓ インキのタイプが豊富で、さまざまな素材に対して印刷可能
短所	✓ 版作成にコスト・時間を要する ✓ カラー・文字・細線の再現性がやや劣る ✓ 粗面への印刷では表面の影響を受けやすい
原稿再現性	✓ 良好である。特に濃淡の再現性は高い
印刷媒体	巻取り
主たる用途	プラスティックフィルム、軟包装資材、建材、写真集、美術書、和文彫刻、紙幣、証券類、切手など
原理（模式図）	

2. グラビア製版・版式の特徴

　グラビア版の製版方式は一般的に2種類ある。それぞれの版で印刷を行った際の特徴を下
表に記載する。GS1データバーをはじめ表記事項が多くなっている現在のPTPでは基本的に
レーザー製版によるグラビア版が利用されることが多い。

第5表　版式による印刷の特徴

版の形状	レーザー版	彫刻（ヘリオ）版
網点の形状		
文字の鮮明さ	文字は鮮明に出る。GS1データバーを印刷する際に多く利用される。	あまり鮮明ではない （エッジがギザギザになる）
諧調再現性	網点の大小で濃度を表現する。濃度域が狭いのであまり良好ではない。	網点の大小と深度差の両方で、豊かな諧調表現ができる。

1. 網点と諧調[17) 18)]

　網点とは印刷物の濃淡を表現するための小さな点の事である。印刷の最小単位でグラビア印刷の際は版のセル形状に依存する。網点の大きさや密度を調整することにより、印刷の濃淡表現をインキが付いている部分とついていない部分との面積比率によって表現している。網点の段階については印刷地部分とインキの着いた部分の面積比率で濃度を表す。単位は％で、全くインキの着いていない状態が濃度0％、濃度100％がベタとなる。この印刷物の濃度変化の段階の事を諧調という。アルミ箔に対するグラビア印刷の場合、80％を下回るとグラビア版のセルから転写されない現象が発生する可能性が出てくるので注意が必要になる。

2. 線数とは[19)]

　製版には線数（網線数）という設定をする必要がある。線数とは1インチあたりの網点の数を指し、線数が高いほどより細かな表現をすることができるようなる。ただし線数が多くなれば、版深が浅くなるので濃度が出にくくなるので注意が必要である。現在のPTP用アルミ箔の印刷には175線から200線を多く利用する。

第6表　レーザー製版による諧調推移

	100%	90%	80%	70%
200 線	100	90	80	70
175 線	100	90	80	70
	60%	50%	40%	30%
200 線	60	50	40	30
175 線	60	50	40	30

3. 文字潰れに注意が必要な文字について

　PTP包装は限られた面積に記載すべき情報量が多いため、どうしても文字のフォントが小さくなりがちである。医薬品の一般名称記載や薬効の記載を行っているPTPシートの増加により漢字等の記載が多くなってきているが注意が必要な文字も存在する。

　これらの漢字の他にも濁点及び半濁点にも注意が必要である。

〈文字潰れに注意が必要な文字例〉

酸 糖 還 載 腎 賞 量 療 墨 問

〈文字潰れ修正例〉

酸 糖 還 載 腎
賞 量 療 墨 問

第4図　印刷に注意が必要な文字例

4. アルミ箔に対するGS1データバーの記載について

　アルミ箔に直接バーコードを印刷しても、標準的なリーダを用いた場合にはアルミによる鏡面反射が原因で読み取りは困難である。これを解消するためにアルミ箔に白色のベタ印刷を行う事が一般的となっている。デザインによって選択ができるが、全面的に白色印刷を行うか必要な部分のみ印刷する（座布団印刷などという）などの方法がとられている。

5. 医療用医薬品向けPTP用アルミ箔のデザインについて

　PTP用アルミ箔の表示の見易さはPTPシートのデザインに大きく影響を受ける。現在では市場に出ている多くのPTPシートがピッチ図柄になっている。このピッチ図柄というのはPTPシートを包装するブリスター包装機の改良により、多く採用されるようにになった。任意の位置に図柄を合わせられるようになったデザインであり、シート内の情報が把握しやすい表示になっている。旧来の図柄の事をエンドレス図柄といい、どの部分で切断されても1シート分の幅の間に必要な表示事項が全て表示されているデザインである。旧来のピッチを調整する機構がないブリスター包装機でも問題なく包装できるが、認識のしやすさではピッチ図柄に劣ると考えられる。

　PTPにはスリット線がありその部分で切り離すことが可能な包装である。スリットで切り離してしまうとGS1データバーがその切り離したシートに存在するかが危ういことが多い。その対策としては1シートに一つだけではなく1スリットに一つ以上のバーコードを表示するようにすることが推奨される。特に最近では1錠につき1個のGS1データバーが表示されているデザインも市場に出ている。

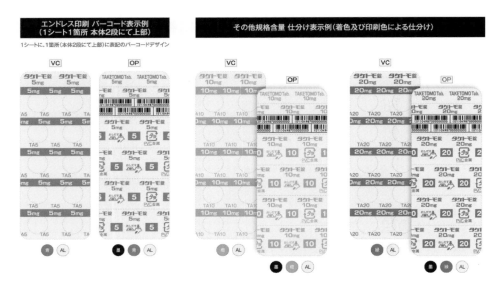

第 5 図　エンドレス図柄の PTP アルミの印刷例①

エンドレス柄はデザインのどの部分から 1 シート分を切り出したとしても、表示が切れない物が一つ以上なければならない。よってデザインはそれぞれの要素の少しずつずらして表示している。どうしても見やすさはピッチデザインに劣ってしまう。

デザイン例

①エンドレス図柄の例：バーコード横向きの場合

②エンドレス図柄の例：バーコード縦向きの場合

③ピッチ図柄の例：全面白ベタ印刷の場合

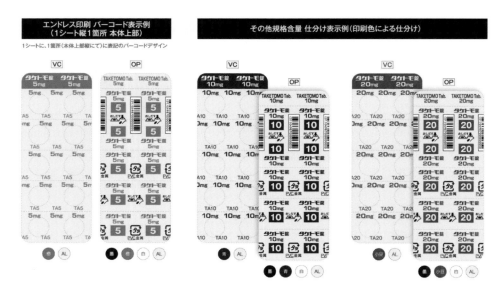

第 6 図　エンドレス図柄の PTP アルミ印刷例②

GS1 データバーは横に長いため 1 シートにきれずに表示するためには 2 列以上表示することが多くなると考えられる。これは GS1 データバーを縦向きに配置することで表示する GS1 データバーの数を少なくしたものである。

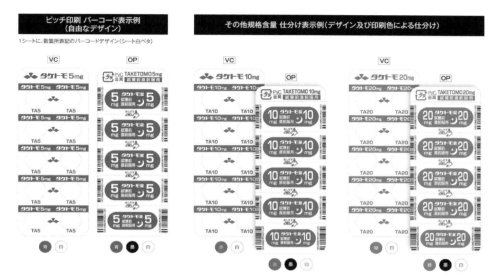

第7図　ピッチ図柄の PTP アルミ印刷例①

ピッチ印刷であれば決まった位置に表示することができるため、エンドレスと比較して明瞭な表示になっている。GS1 データバーを 1 錠につき一つ表示するようなデザインも可能になってくる。

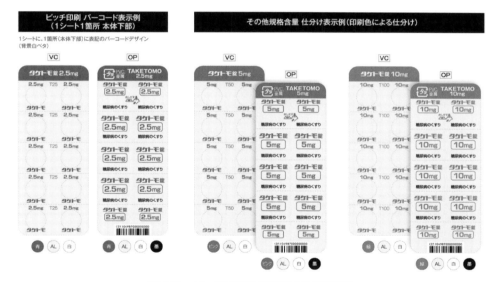

第8図　ピッチ図柄の PTP アルミ印刷例②

ピッチ印刷であれば白ベタ印刷も一定の場所に印刷できるため白ベタの印刷を座布団のように GS1 データバーの部分のみに行う事も可能である。この場合、PTP シートの多くの部分を金属光沢のあるアルミ地として残すことが可能である。着色などにより OP 面及び VC 面それぞれの色を統一することも容易になる。

◉ おわりに

　令和3年8月1日施行の添付文書に関する法改正後の制度により、添付文書の製品への同梱を廃止し、電子的な方法による提供を基本とすることになった。今後は医薬品包装に表示されているGS1データバーを基に、アプリ等が情報を読み取り添付文書のページへ飛ぶ仕組み

が一般的となる。PTP用アルミ箔に求められる役割は今後も大きくなっていくことであろう。特に現時点では任意表示となっている有効期限、製造番号又は製造記号についても、今後は表記が求められることも考えられる。これらの情報は可変情報となり現在のグラビア印刷での対応は難しい。一部で利用されているが製版のいらないデジタル印刷とグラビア印刷の両立が必要となってくるのではないだろうか。今後の医療用アルミ印刷のトレンドは可変情報を如何にしてPTPシート内に記載していくか、という事になるのではないだろうか。

参考文献

1) 三浦秀雄：PTP基礎講座、第1回総論PTPの基礎、Pharm Tech Japan、33（13）、p.43（2017）
2) 西尾宏、山本兼滋、橋村智薫：PTP基礎講座、第14回規格PTPアルミ箔、Pharm Tech Japan、35（1）、pp.105（2017）
3) 三浦秀雄：PTP基礎講座、第1回総論PTPの基礎、Pharm Tech Japan、33（13）、p.44（2017）
4) 三浦秀雄：PTP基礎講座、第1回総論PTPの基礎、Pharm Tech Japan、33（13）、p.45（2017）
5) 平成12年9月19日付、医薬発第935号、厚生省医薬安全局長通知「医療事故を防止するための医薬品の表示事項及び販売名の取り扱いについて」
6) 平成13年4月23日作成（平成21年8月10日改訂）日本製薬団体連合会「医薬品等の容器包装の識別表示ガイドライン」
7) 平成8年5月10日付、日本製薬団体連合会、日薬連発380号「PTPの誤用防止対策に伴う取り出し指示図柄について」
8) 関西医薬品協会薬事法規研究員会、医薬品直接の容器等の表示手引き、p.146（2022）
9) 平成13年4月23日作成（平成21年8月10日改訂）日本製薬団体連合会「医薬品等の容器包装の識別表示ガイドライン」、pp.5-7
10) 平成13年4月23日作成（平成21年8月10日改訂）日本製薬団体連合会「医薬品等の容器包装の識別表示ガイドライン」、pp.8-9
11) 関西医薬品協会、薬事法規研究員会、医薬品直接の容器等の表示手引き、p.91（2022）
12) 令和4年9月13日付、医政産情企発0913第1号、薬生安発0913 第1号「医療用医薬品を特定するための符号の容器への表示等について」
13) 令和3年9月13日付、厚生労働省「医療用医薬品における情報化進捗状況調査」
14) 平成18年11月1日付、日本製薬団体連合会「医療用医薬品新コード表示ガイドライン」
15) 平成24年7月10日付、日本製薬団体連合会、日薬連発411号「医療用医薬品新コード表示ガイドライン」の策定及び説明会開催のご案内」
16) 三浦秀雄：PTP基礎講座、第37回品質PTPの基礎、Pharm Tech Japan、38（6）、pp.94-95（2017）
17) (一社)日本印刷産業連合会、印刷用語集「網点」、https://www.jfpi.or.jp/webyogo/index.php?term=65（参照2023-04-07）
18) (一社)日本印刷産業連合会、印刷用語集「諧調」、https://www.jfpi.or.jp/webyogo/index.php?term=436（参照2023-04-07）
19) (一社)日本印刷産業連合会、印刷用語集「網線数」、https://www.jfpi.or.jp/webyogo/index.php?term=64（参照2023-04-07）

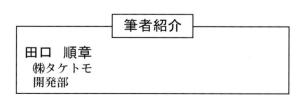

筆者紹介

田口　順章
㈱タケトモ
開発部

医薬品における環境配慮パッケージの基礎知識
医薬品向け「GREEN PACKAGING」の考え方

大日本印刷㈱

高森 寛子

◎ はじめに

　環境問題は、近年ますます深刻化しており、企業活動においても環境負荷の低減が求められている。医薬品業界においても、環境配慮パッケージが注目されてきており、さまざまな環境配慮パッケージの開発や利用が進められている。しかしながら実際には医薬品パッケージでは、安全性、機能性といった側面を担保しつつ、環境配慮も実現しなくてはならないという難しさがある。本稿では医薬品における環境配慮パッケージの現状や展望について解説するとともに、医薬品包装の環境配慮パッケージ化に向けた三つのステップを紹介する。

◎ 循環型社会実現にむけた社会動向

　日本政府はプラスチックの資源循環を総合的に推進するため「プラスチック資源循環戦略」を2019年5月に策定し、本戦略を具体化するため、「プラスチックに係る資源循環の促進等に関する法律」を2021年6月に公布した。製品の設計からプラスチック廃棄物の処理までに関わるあらゆる主体におけるプラスチック資源循環等の取り組み（3R＋Renewable）を促進するための措置を講じようとするものである。基本方針は、
①プラスチック廃棄物の排出の抑制、再資源化に資する環境配慮設計
②ワンウェイプラスチックの使用の合理化
③プラスチック廃棄物の分別収集、自主回収、再資源化、等
となっており、特に注目すべきは①の環境配慮設計である。パッケージコンバーターも含めた製造事業者が取り組むべき環境配慮設計は、指針が示され、適合製品の認証が行われる。認証された製品は、国によるグリーン購入が進められるとともに、事業者や生活者に対しては認定製品を積極的に利用するよう努めることが求められる。つまり、パッケージは3R＋Renewableを基本とした環境配慮設計が必須となり、今後、国により策定される環境配慮設計指針を注視していく必要がある。

◎ 脱炭素社会の実現にむけた社会動向

　1998年に公布された温対法に基づき、2016年に閣議決定されたのが地球温暖化に関する総合計画「地球温暖化対策計画」である。COP21で採択されたパリ協定や「日本の約束草案」を踏まえ、地球温暖化対策を総合的に推進するための計画である。本計画の中で非エネルギー起源CO_2を削減する方法として、バイオマスプラスチック類の普及が記載されている。バイオマスを原料とするプラスチックの利用を促進することを通じて、石油を原料とするプラスチックを代替することにより、廃プラスチックの焼却に伴うCO_2の排出を抑制するというものである。バイオマスプラスチックはパッケージにも活用できる素材であるため大いなる

期待が寄せられる。そして、2021年5月「2050年までの『脱炭素社会』の実現」を基本理念とする改正が成立した。2050年カーボンニュートラルを法律に明文化した形となる。脱炭素社会の実現にむけて、国、自治体、企業、生活者が連携していくことが規定されている。企業はライフサイクル視点でCO_2排出量削減を追求していくことが必要となる。

◉ パッケージからできる環境配慮
「DNP環境配慮パッケージング GREEN PACKAGING®」

パッケージはさまざまな課題を解決する一方で、地球環境に対してはインパクトを与えかねない。DNPは20年ほど前から、世の中の動きに先駆けて環境負荷を軽減するパッケージの開発を進めてきた。それは社会的責任であり、いち早く取り組まなければならない課題だった。2017年、これまでに開発してきた環境に配慮したさまざまな製品を「GREEN PACKAGING」として統合した（第1図）。

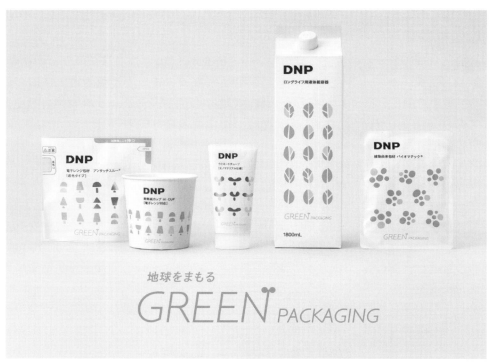

第1図　DNP 環境配慮パッケージング GREEN PACKAGING®

これは環境への取り組みをわかりやすく発信し認知を広めることで、循環型社会の実現にむけて取り組みを加速していくためである。

「GREEN PACKAGING」は「資源の循環」「CO_2の削減」「自然環境の保全」という3つの価値を社会に提供することで循環型社会をめざす。具体的には、3R（Reduce・Reuse・Recycle）＋Renewableをさまざまな技術を駆使することで実現していく。その考えをパッケージのライフサイクルで表したのが第2図である。

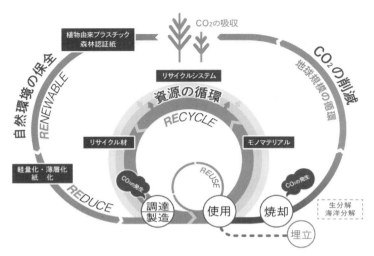

第2図　パッケージのライフサイクルとあるべき姿

　原材料の調達段階では、再生やトレーサビリティが可能（持続可能）な原料を選択することで「自然環境の保全」に繋げる。製造段階では、紙の活用、薄層化の技術によりプラスチック使用量を減らして「CO_2の削減」を実現する。廃棄段階では、リサイクルされた材料を使用することや、リサイクルしやすいパッケージの仕様構成にすることで「資源の循環」を推進する。パッケージは植物由来原料を使用することで、焼却されたとしても発生するCO_2を相殺（カーボンニュートラル）し、「CO_2の削減」を実現する。

● 医薬品パッケージにおける「GREEN PACKAGING」3ステップ

　医薬品パッケージではプラスチックやアルミニウムが使用されており、その環境負荷は大きく、当然のことながら環境配慮が求められる。一方で、医薬品包装は内容物の品質安定性、安全性が高い水準で要求される。パッケージとしての機能や安全性を維持したまま環境負荷を低減することは難易度が高く、内容物によっては切り替えること自体が困難なケースも多い。そこで、医薬品パッケージに関して取り組みやすい環境配慮を3つのステップで紹介する。

ステップ(1)：いますぐできる環境配慮「DNP植物由来包材 バイオマテック®」

　まず着手しやすい環境配慮がバイオマスプラスチックだろう。「GREEN PACKAGING」の柱のひとつである「バイオマテック」シリーズは、サトウキビから砂糖を精製した際の副産物（廃糖蜜）など、植物由来の原料を一部に使用することで、原料を石油から再生可能原料に代替している。また、植物は生育の過程で光合成によってCO_2を空気中から取り込んでいるため、使用後の焼却時に排出されるCO_2と相殺され、製品のライフサイクル全体でのCO_2の削減に有効である（第3図）。「バイオマテック」は「自然環境の保全」と「CO_2の削減」という価値を提供する。

　この「バイオマテック」は、石油由来のプラスチックと同等の物性であり、リサイクルも通常のプラスチックと同様に可能だ。また衛生的にも安全性が証明されているため、医薬品

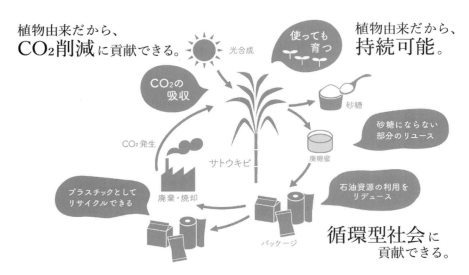

植物由来だから、
CO₂削減に貢献できる。　光合成

CO₂の吸収

使っても育つ

植物由来だから、
持続可能。

CO₂発生

サトウキビ

砂糖

砂糖にならない
部分のリユース

廃糖蜜

プラスチックとして
リサイクルできる

廃棄・焼却

石油資源の利用を
リデュース

パッケージ

循環型社会に
貢献できる。

第3図　バイオマテックのライフサイクルと利点

　の包装材としても使用しやすい。DNPは2010年に「バイオマテックPEフィルム」を、2012年に「バイオマテックPETフィルム」を開発した。その後、シリーズのラインアップを増強し、現在は多くの食品や日用品の包装材として使用され、医薬品パッケージとしても採用されている。

　植物由来のプラスチックであるバイオマスプラスチックは、優れた環境配慮素材であるが、コストが通常よりも高いこと、見た目が通常のプラスチックと変わらず環境配慮について生活者とのコミュニケーションが難しいことが障壁となっていた。しかし、近年バイオマスプラスチックに対する評価が大きく変化したと感じている。環境に配慮した取り組みが、社会的責任（CSR）だけではなく、企業価値の向上に結びつく行動へと変容したのだ。さらには、プラスチック資源循環戦略の中でもバイオマスプラスチックの利用推進が位置付けられ、2030年までに200万トンをめざすというマイルストーンが示され、それを達成するためのバイオマスプラスチックロードマップも作成された。

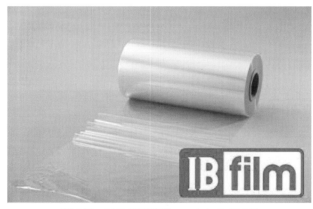

IB film

第4図　DNP透明蒸着フィルム IB-FILM®

ステップ(2)：アルミレスを実現するハイバリアフィルム

　次に検討したい環境配慮は「アルミレスの実現」である。高いバリア性が求められる内容物の包材としてアルミ箔は非常に適した材料だが、製造工程での環境負荷が非常に高い材料である。また、最近では社会情勢などの影響でアルミ箔の調達が困難になることもある。そこで、アルミ箔の代わりにハイバリアフィルムを利用するという選択肢もある。

　DNPでは、高い酸素バリアと水蒸気バリアを有する透明蒸着バリアフィルム「IB-FILM®」（第4図）を用意している。アルミレスにすることで、パッケージのリサイクルも容易になる。また「IB-FILM®」には、バイオマスプラスチックを基材としたものもラインアップされており、「CO_2の削減」について高い効果が期待できる。

ステップ(3)：リサイクル可能なパッケージ「DNPモノマテリアル包材」

　最後に紹介する環境配慮は、単一素材でリサイクル性を向上させた包材である。欧州連合では使い捨てプラスチック容器の禁止やリサイクルを義務付ける法案が提出されるなど、全世界で使用後のプラスチックを資源として再生する取り組みが推進されている。軟包装は、破袋しにくい、光や酸素を遮断するなど、中身を守る機能を付与するため、従来はさまざまな特性を持つ異素材のフィルムを積層している。そのため、プラスチック製容器包装として回収されても、リサイクルされにくいという課題があった。

　「DNPモノマテリアル包材」は、その名の通り単一素材で作られている軟包装である。機能を維持したまま単一の素材で作ることで、リサイクル可能なパッケージを実現している（第5図）。なお、欧州の軟包装業界において、循環型経済を推進するコンソーシアムであるCEFLEX（A Circular Economy for Flexible Packaging）のガイドラインに準拠した単一素材の構成率が90％以上での設計も可能である。

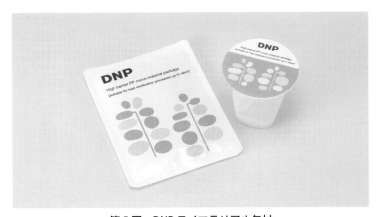

第5図　DNPモノマテリアル包材

　現在でもプラスチック製容器包装は使い終わった後、一部が分別回収されマテリアルリサイクルに回っている。リサイクラーの設備にもよるが、多層構成のものは選別の工程ではじかれ残渣となってしまう。一方でモノマテリアルであれば、素材ごと（PE、PP、PS）に選別され再生プラスチックとして生まれ変わることが可能となる。

DNPが提供するのは、液体や重量のある内容物に最適なPE素材のモノマテリアル包材と、高速充填性やバリア性が必要とされる包装に最適なPP素材のモノマテリアル包材である。またPEとPPはプラスチック製容器包装において、使用量の多い素材であり、今後リサイクルによる資源循環を促進するためには重要な素材である。

　グローバル企業が続々とパッケージをリサイクル可能にしていくというコミットメントを出していることもあり、モノマテリアル包材は特に海外市場で注目度が高い。最近では、東南アジア市場において酸素や水蒸気等のバリア性を備え、メタリック調の意匠・デザインを実現した液体の内容物に対応可能なPPのモノマテリアル包材を開発し、シャンプーとコンディショナーの小袋に採用された。また、国内市場でも同様にPP素材のモノマテリアル包材が採用され、販売されている。医薬品包装にとっては性能面でハードルが高いケースも多いが、市場が海外の場合は検討可能なものから着手していくことも重要である。

● おわりに

　環境配慮パッケージは、医薬品業界においても持続可能性を高めるための重要な取り組みのひとつであり、今後ますます重要性が増していくことが予想される。本稿では、医薬品における環境配慮パッケージの基礎知識について解説した。環境配慮パッケージの設計や開発においては、環境への影響を最小限に抑えることが求められる。また、環境配慮パッケージの取り組みは、企業の社会的責任にも関わることであり、生活者からも高い評価を受けることが期待される。今後も、より持続可能な社会を目指すために、医薬品業界における環境配慮パッケージの取り組みが一層進展していくことを期待する。

筆者紹介

高森 寛子
　大日本印刷㈱
　Lifeデザイン事業部
　イノベーティブ・パッケージングセンター
　ビジネスデザイン本部
　第1部第3グループ　リーダー

医薬品包装表示に関する基礎知識
医療用医薬品の薬機法に基づく表示やバーコード表示について

関西医薬品協会
前田 有紀

◉ はじめに

　医薬品の容器等の表示は、適正使用のために大変重要な役割を有している。そのため、医薬品、医療機器等の品質、有効性及び安全性の確保等に関する法律（以下、薬機法）に表示すべき事項が規定されており、医療関係者や患者さん等の使用される方々にとって必要な情報として表示することが求められている。薬機法以外にも、法律・条例による規制、公正競争規約による規制等さまざまなものがあり、麻薬及び向精神薬取締法、関税法、消防法、景品表示法、不正競争防止法、容器包装リサイクル法、製造物責任（PL）法等の関連する法令、及び行政通知等がある。さらには、業界の自主申し合わせ等もある。

　ここでは、誌面の関係から医療用医薬品を対象に薬機法第50条、改正薬機法施行に伴う医療用医薬品へのバーコード(特定用符号)表示、及び添付文書の電子化に伴う容器等への符号の記載について概略を記載する。

　詳細は「医薬品直接の容器等の表示手引（第11版）」（監修：関西医薬品協会薬事法規研究委員会、じほう、令和4（2022）年4月）を参考としていただきたい。

◉ 医療用医薬品の表示について

1. 直接の容器・直接の被包及び内袋

　薬機法第50条において「医薬品は、その直接の容器又は直接の被包に、次に掲げる事項が記載されていなければならない」となっている。

　直接の容器又は直接の被包とは、医薬品が直に収められている固形の容器（缶、びん、箱等）又は被包（紙、布、ビニール等）をいう。ただし、直接の容器又は直接の被包には内袋は含まれない。

　内袋は、例えば単に防湿等を目的として被包の下に用いられるビニールの袋、散剤を1回分の服用量ずつ収めた薬袋等（ポリ袋、SPパック、PTP、坐剤プラスチックコンテナ）を指す。

2. 外部の容器・外部の被包

　直接の容器又は直接の被包が小売りのためにさらに包装されている場合で、薬機法第44条及び第50条各号に規定する表示事項が透かして容易に見えないときは外部の容器・被包にも同様の事項を記載しなければならない、と薬機法第51条で定められている。

3. 薬機法第50条による直接の容器又は直接の被包への表示事項

　薬機法第50条の各号について、医療用医薬品を対象として順に説明する。

- 薬機法第50条第1号

  製造販売業者の氏名又は名称及び住所を表示するよう定められている。「氏名」とは個人の場合であり、「名称」とは法人の場合である。

  ここで表示する「住所」とは登記上の本店所在地ではなく、総括製造販売責任者がその業務を行う事務所の所在地であるので留意する必要がある。総括製造販売責任者がその業務を行う事務所の所在地が変わると、表示を変更しなければならない。

- 薬機法第50条第2号

  名称を表示するよう定められている。

  「名称」とは、日本薬局方に収められている医薬品については日本薬局方において定められた名称を、いわゆる日局名を表示する。この場合、販売名は承認書等に基づき別途併記することが可能である。

  日本薬局方に収められていない医薬品で一般的名称があるものは、その一般的名称を表示するが、一般的名称は原薬にのみ定められており、日本薬局方に収載されていない医薬品の名称は、承認を受けた販売名を表示することになる。

- 薬機法第50条第3号

  製造番号又は製造記号を表示するよう定められている。

- 薬機法第50条第4号

  重量、容量又は個数等の内容量を表示するよう定められている。

- 薬機法第50条第5号

  日本薬局方に収められている医薬品は「日本薬局方」の文字、「日本薬局方において直接の容器又は直接の被包に記載するように定められた事項」を表示するよう定められている。

  日本薬局方で直接の容器又は直接の被包に記載するよう定められた事項として、日本薬局方の通則に基づき、医薬品各条において、表示量又は表示単位の規定があるものについては、その含量又は含有単位を記載しなければならない。また基原、数値、物性等、特に表示するよう定められているものについても記載しなければならない。

  薬機法第50条第6号～第8号は一般用医薬品及び体外診断用医薬品の表示に関する規定のため、ここでは説明を省略する。

- 薬機法第50条第9号

  薬機法第42条第1項の規定により、その基準が定められた医薬品において貯法、有効期間、その他その基準において、直接の容器又は直接の被包に記載するように定められた事項を表示するよう定められている。

  第9号における基準とは、現在、「生物学的製剤基準」、「放射性医薬品基準」、「血液型判定用抗体基準」、「生物由来原料基準」の4つがある。

- 薬機法第50条第10号

  日本薬局方に収められていない医薬品には、その有効成分の名称及びその分量を表示するよう定められている。

- 薬機法第50条第11号

  厚生労働大臣の指定する習慣性医薬品に「注意―習慣性あり」の文字を表示するよう定め

られている。
・薬機法第50条第12号
　厚生労働大臣の指定する処方箋医薬品に「注意─医師等の処方箋により使用すること」の文字を表示するよう定められている。
・薬機法第50条第13号
　厚生労働大臣の指定する人体に直接使用しない防除目的の医薬品に「注意─人体に使用しないこと」の文字を表示するよう定められている。
　なお、第11号、第12号及び第13号の表示は、定められた以外の文字、例えばハイフン「─」をコロン「：」等に変更することも認められていない。
・薬機法第50条第14号
　厚生労働大臣の指定する医薬品について使用期限を表示する必要がある。
　指定する医薬品とは、昭和55（1980）年9月26日の告示第166号にて「有効成分48成分」と「承認事項として有効期間が定められている医薬品」と規定されている。どちらも適切な保存条件のもとで、3年を超えて性状及び品質が安定な医薬品、及び薬機法第50条9号の基準の規定により、有効期間が記載されている医薬品は使用期限の表示適用を除外される。また、ここで指定されていない成分であっても、昭和51（1976）年9月24日付日薬連発第262号により、一般的には、製薬会社各社が自主的に使用期限を記載している。
・薬機法第50条第15号
　その他省令で定められた事項として、薬機法施行規則（以下、施行規則）第210条1号〜7号で規定されている。ここでは、第1号について説明する。
　施行規則第210条第1号では、専ら他の医薬品の製造の用に供されることを目的として、医薬品の製造販売業者又は製造業者に販売し又は授与される医薬品にあっては「製造専用」の文字を表示するよう定められている。

4. 毒・劇薬の表示

　薬機法第44条第1項、第2項により、毒薬には黒地に白枠、白字をもって、その品名及び「毒」の文字を、劇薬には白地に赤枠、赤字をもって、その品名及び「劇」の文字を記載するよう定められている。

5. 生物由来製品の表示

　生物由来製品は、薬機法第50条各号に掲げる事項のほか、薬機法第68条の17により定められた事項として、生物由来製品は白地に黒枠、黒字をもって「生物」の文字、特定生物由来製品は白地に黒枠、黒字をもって「特生物」の文字等が記載されていなければならない。

6. 表示の特例

　施行規則第211条により、以下に示す医薬品で、その直接の容器又は直接の被包の面積が狭いため薬機法第50条各号に掲げる事項を明瞭に記載することができないものについては、外部の容器又は外部の被包に記載されている場合には、省略又は簡略することができる表示

事項がある。

- ・2mL以下のアンプル又はこれと同等の大きさの医薬品
- ・2mLを超え10mL以下のアンプル若しくはこれと同等の大きさのガラスその他これに類する材質からなる容器にその記載事項が直接印刷されているものに収められた医薬品

＜医療用医薬品の表示例＞
①直接の容器（プラスチック瓶入り、プラスチック製キャップ）：日本薬局方収載品（第1図）

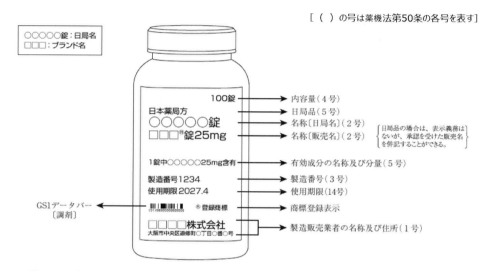

第1図　直接の容器（プラスチック瓶入り、プラスチック製キャップ）：日本薬局方収載品

②外部の容器（箱の中に上記の瓶が入っている）：日本薬局方収載品（第2図）

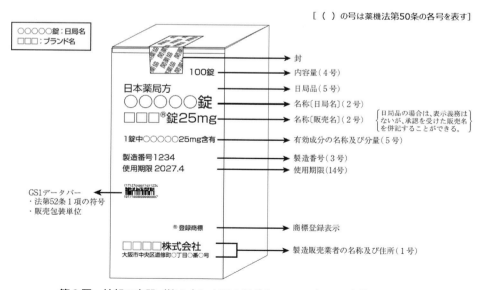

第2図　外部の容器（箱の中に上記の瓶が入っている）：日本薬局方収載品

● 医療用医薬品へのバーコード(特定用符号)表示の概要

　令和4（2022）年12月1日施行の薬機法改正に伴い、薬機法第68条の2の5の規定により行う医療用医薬品を特定するための符号（以下、特定用符号）の容器への表示等が法制化された。

　薬機法第68条の2の5により規定されるのは販売包装単位へのバーコード（特定用符号）表示である。調剤包装単位、元梱包装単位にも引き続き行政通知に基づき表示が必要である。

　調剤包装単位とは、製造販売業者が製造販売する医薬品を包装する最小の包装単位であり、たとえば、PTPシートやバイアル瓶等である。

　販売包装単位とは、通常、卸売販売業者等から医療機関等へ販売される最小の包装単位であり、たとえば個装箱等である。

　元梱包装単位とは、製造販売業者で販売包装単位を複数梱包した包装単位である。

　商品コードは、GS1の商品コード（GTIN：Global Trade Item Number）を使用する（より具体的には、調剤包装単位にはGTIN-13、販売包装単位と元梱包装単位にはGTIN-14を用いる）。バーコード表示する際は、調剤包装単位には先頭に「0」を付けた14桁のコードとして使用する。GTIN-14のインジケータ（先頭の数字）は、販売包装単位においては「1」、元梱包装単位においては「2」を使用する。商品コードを表示するバーコードシンボルは、GS1データバー限定型か表示面積が小さい場合はGS1データバー二層型を用いることもできる。過去に使用した商品コードは別の医薬品に再使用してはならないとされている。

　商品コードに加え有効期限、製造番号又は製造記号を表示する場合は、バーコードシンボルとして、GS1データバー限定型合成シンボルCC-Aか表示面積が小さい場合はGS1データバー二層型合成シンボルCC-Aを用いることもできる。

　元梱包装単位の場合、商品コードに加え有効期限、製造番号又は製造記号、及び数量を表示する必要がありバーコードシンボルは、GS1-128シンボルを用いる。

　表示するデータを第1表に示す。

第1表　医療用医薬品のバーコードに表示するデータ

※医療用医薬品へのバーコード表示の対象範囲と必要項目（概要）

医療用医薬品の種類	①調剤包装単位			②販売包装単位			③元梱包装単位			
	商品コード	有効期限	製造番号又は製造記号	商品コード	有効期限	製造番号又は製造記号	商品コード	有効期限	製造番号又は製造記号	数量
特定生物由来製品	◎	◎	◎	●	●	●	◎	◎	◎	◎
生物由来製品	◎	○	○	●	●	●	◎	◎	◎	◎
内　用　薬	◎	○	○	●	●	●	◎	◎	◎	◎
注　射　薬	◎	○	○	●	●	●	◎	◎	◎	◎
外　用　薬	◎	○	○	●	●	●	◎	◎	◎	◎

「●」：法第68条の2の5に基づき必ず表示するもの
「◎」：医政産情企発0913第1号、薬生安発0913第1号（令和4年9月13日付）に基づき必ず表示するもの
「○」：任意表示

医療用医薬品を特定するための符号の容器への表示等について
医政産情企発0913第1号、薬生安発0913第1号（令4.9.13）

販売包装単位の「●」は、薬機法第68条の2の5に基づき必ず表示するものである。「◎」は、医政産情企発0913第1号、薬生安発0913第1号（令和4(2022)年9月13日付）に基づき必ず表示するものである。調剤包装単位の生物由来製品、内用薬、注射薬、外用薬の「○」は任意表示項目であり、必ずしも表示しなくて差し支えない。

◉ 添付文書の電子化に伴う容器等への符号の記載

　薬機法第52条第1項により、令和3（2021）年8月から、これまで医薬品等の製品と一緒に同梱されていた紙の添付文書は原則として廃止され、電子的な方法で閲覧することが基本となった（経過措置期間 2023年7月まで）。一般用医薬品等の消費者が直接購入する製品については、引き続き紙の添付文書が同梱される。

　医薬品等が入っている箱につけられた符号であるGS1データバーをスマートフォンやタブレットのアプリケーション（添文ナビ）等を使って読み取り、その情報をもとにインターネットを経由して最新の電子添文にアクセスし、電子的に閲覧することが基本となる。これにより常に最新の情報を使って安全対策を行うことが可能となった。

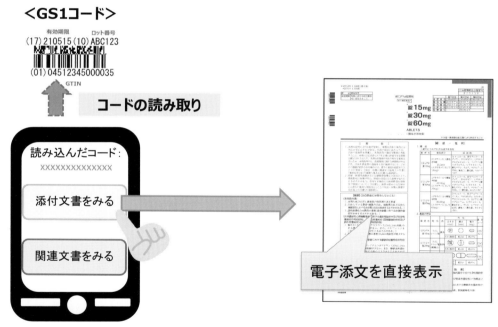

第3図　添付文書へのアクセスイメージ
（出典：医薬品・医療機器等安全性情報　No.381（厚生労働省医薬・生活衛生局））

◉ おわりに：謝辞

　本稿の作成にあたり下記の方々より適切な助言を賜り感謝申し上げます。
　伊勢本司（関西医薬品協会薬事法規研究委員会包装・表示部会　常任委員）
　小野田洋（関西医薬品協会薬事法規研究委員会包装・表示部会　副部会長）

長谷川淳美（関西医薬品協会薬事法規研究委員会包装・表示部会　副部会長）

参考文献

医薬品直接の容器等の表示手引（第11版）、監修：関西医薬品協会薬事法規研究委員会、じほう、令和4（2022）年4月

┌─────────────────────────┐
│　　　　　　　　　　**筆者紹介**
│
│**前田 有紀**
│　関西医薬品協会薬事法規研究委員会包装・表
│示部会部会長
│　関西医薬品協会薬事法規研究委員会包装・表
│示部会では、製薬会社が集まり包装・表示に関
│する調査・研究を行っています（関西以外の会
│社も入会することができます）。
│　URL：https://www.kpia.jp/
└─────────────────────────┘

医薬品で使用されるセキュリティラベル

医薬品を始め商品は危険にさらされている。
医薬品を危険から守るには…

㈱タカラ

伊丹 一海

はじめに

　タカラ（以降、当社）は、消費者に安心・安全を提供するという観点から、他社に先駆けてセキュリティ包装に取り組んできた。約40年前となる1981年に「改ざん防止用カートン」で実用新案を取得して以来、1983年には易破壊タイプの「○T(マルT)ラベル」、1986年には現在も多くの需要がある「TKラベル・TKテープ」を、その他、いたずら防止や荷抜き防止、更には個人情報保護等の機密保持への対応のための「改ざん防止ラベル・テープ」を販売している。

　一口に「改ざん防止ラベル・テープ」と言っても様々な機能・特徴があるため、本稿では医薬品包装に使用されている実例を元に、セキュリティラベル・テープの各種について、その特徴を記していくこととする。

医薬品包装の種類と実例

　医薬品に限らず商品の封緘方法には様々な形態がある。まずそれらを以下に紹介する。

(1)ホットメルト

　温めて溶かして接着する接着剤のこと。室温では固体で、加熱すると軟化して接着性を生じる。水や有機溶剤をまったく含まないので環境にやさしいとされている（第1図）。

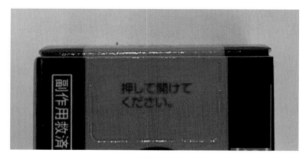

第1図

(2)フィルムラッピング

　一般的に薄いフィルムを使用して行われる包装で、特に平面的な製品（箱、CDや本等）に適している。製品が密閉されることで、防塵や防水の効果もある（第2図）。

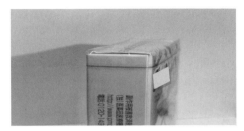
第 2 図

(3)シュリンクフィルム
　熱収縮性フィルムで製品を覆い、熱で収縮させ製品の形に添って密着させる包装のこと。
　この包装は、製品の汚れや改ざんから守り、未開封証明にもなるため様々な分野で使われ
ている（第3図）。

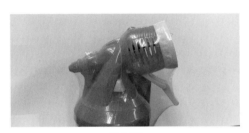
第 3 図

(4)ピルファープルーフキャップ
　回すとキャップ下部のミシン目が切断されて開栓できるねじ式のキャップのこと。目視あ
るいは開けるときの感触で開封済みかどうかがわかるため、タンパーエビデント性に優れる
（第4図）。

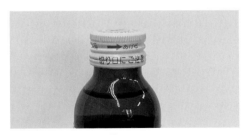
第 4 図

(5)ヒートシール
　熱、電流、超音波や高周波等でフィルムをを溶着させ封止する方法。接着剤を使わないた
め、隙間がなく機密性、保存性が高い。この包装は食品、医薬品、化粧品等様々な製品に広
く使用されている（第5図）。

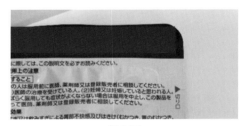

第 5 図

(6)封シール

　開封口に貼付するシールのこと。蓋を固定し留める役割の他、未開封証明にも使用される。材質に改ざんざん防止素材を使用することで、セキュリティ性能を高めることも可能（第6図）。

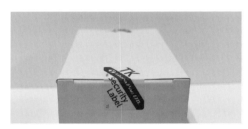

第 6 図

◉ セキュリティラベル、テープについて

　これより当社が主に取り扱っているセキュリティ素材について説明していく。

1. 部分転移

　部分転移はラベル・テープを剥がすと「開封済」や「VOID」等その部分だけが貼られた側（以下、被着体）に残る。ラベル基材の色としては、透明（第7図）・乳白色（第8図）・銀（第9図）が一般的で、その基材はPETフィルムの38μm、50μmがある。

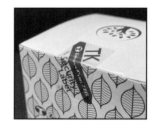

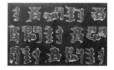

第 7 図　透明抜け文字

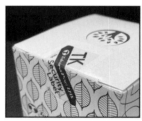

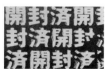

第 8 図　乳白抜け文字

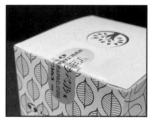

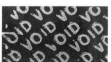

第 9 図　銀抜け文字「開封済み」も有り

透明・乳白色は「剥がしたことがわかるが目立たせたくない」場合や「箱の表示を隠したくない」場合に、銀は「ひと目でわかる」ことで使い分けている。

ラベルとテープでは、剥がした後の状態が少し違っており、ラベルは印刷した箇所は崩れずそのままの状態であるのに対し、テープは印刷自体が崩れてしまう。これはラベルの場合、基材の上から印刷し、痕跡が残るのは粘着側であるのに対し、テープはその粘着側に印刷を施しているためで、この加工方法の違いがその差となっている（第10図）。

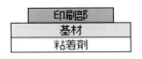

第10図　（左）ラベル、（右）テープ

医薬品の封として使用する場合、2019年5月30日付日薬連発第431号　日本製薬団体連合会通知「医薬品の封・密閉性の確保に関するガイドライン」により、箱のコーナー部分に印刷がかからないデザインは使用不可となっている（第11図）。これは2017年に発生した「ハーボニー配合錠の偽造品流通事件」による。ラベル・テープをカッター等で開封した際に「開けた」ことが直ぐにわかるためである。

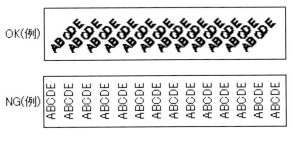

第11図

2. 全転移

全転移は文字通りラベル・テープを剥がすとある層から分離し、被着体側にそのすべてが転移し、再貼付ができなくなる。その基材として多くはPETフィルムで、色としては赤・黄・青等がある。

用途としては、化粧箱に加えて封書やブランド品の支店間移送や、企業の引っ越し等の段ボールで部分転移にはない「段ボール」への用途が特徴として挙げられる。これはラベル・テープ内の層が剥がれることで、被着体の表層をむしらず綺麗な開封痕跡を転移させることができるため高い改ざん防止の効果を得られる（第12図）。

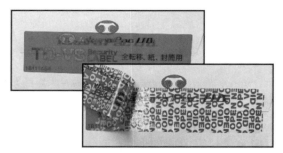

第 12 図

3. 非転移

　非転移も文字通りで、ラベル・テープを剥がしても被着体には何も残らず、ラベル・テープ（貼った側）のみに「開封済」や「VOID」の痕跡が残るというもの。基材としてはPETの他にPEもある（第13図）。

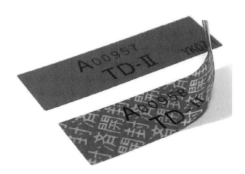

第 13 図

　用途はラベル・テープを剥がされた際に被着体を汚したくないもので、その箱・容器等を再利用したり、糊残りの清掃の手間を無くすことを目的としている。また包装容器だけではなく、保全・設備に使用されている事例も数多く見受けられる。
　使用に際しての留意点としては、ラベルを剥がした際に被着体には痕跡が何も残らないた

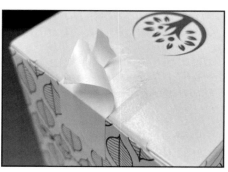

第 14 図　サンプルのため無地

98

め、一見したところ元の状態がわからない。関係者全員が「そこにラベルが無いのは異常」という認識を持つことが重要である。

4. 基材破壊

　基材破壊はラベルを剥がそうとした際に、ラベルそ　のものが欠けたり、破れたりするというもので「易破壊（第14図）」がある。それはラベルに特別な加工をしなくとも、ラベルを剥がそうとした際に「ラベルが裂ける」機能となっている。より効果を上げるために「×(バツ)印」等の切り込みを入れるのも簡単で良い方法だと思われる。

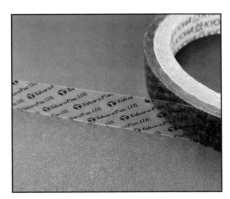

第15図

5. テープ

　ここまでラベルを中心に説明をしてきたが、ここからはテープについて触れていきたい。用途はほぼ化粧箱用の封留めである。セキュリティの観点から無地（透明地、乳白地）や規格品の対応はしておらず、得意先のロゴや何かしらの印刷を入れることを必須としている。このため、まとまった数量を製造しなければならないが、大量に高速で貼付する場合、ラベルに対して優位性があり、コストも安価に抑えられる。

　ここで話は逸れるが、クラフト粘着テープを「ガムテープ」と混同して呼ばれることが多いが「ガムテープ」は、水を塗布してから貼りつけるもの。クラフト紙の片面に水溶性の糊を塗布して乾燥させたものである。実際目にする機会は多くあり、某大手通販サイトから送られてくる段ボール箱には幅広のガムテープが使われていることがある。ガムテープは粘着ではなく「接着」であるため一度貼付すると剥がれない。ゆえに破らないと開けられないことからセキュリティ性は十分にあると言える。

　最後に粘着製品全般に言える留意点について記する。まずは被着体表面を綺麗にすることと「感圧」であることから、貼付後は充分に押さえること。また化粧箱の場合はラベル・テープを貼付する箇所の表面コート（ニス）を抜くのが望ましい。部分的にそれを抜けば、大きな懸念事項は解決される。

　更にラベル・テープをできるだけ大きく設計すること。粘着力は貼付面積に比例するため、可能な限り大きくすることで未然のトラブルは回避できる。ラベルの「剥がれ」は製品回収

につながるため、ラベル規格の設計は重要である。保管条件も重要で、粘着製品であるが故に高温多湿での保管は避けること。室温での保管を推奨すると共にロールラベル、テープは一ヶ所に力がかからないように保管する必要がある（第16図）。

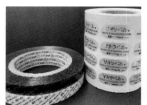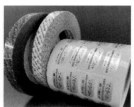

第16図　左のように保管、右はNG

◉ おわりに

　当社は、1982年に米国で起こったタイレノール事件（解熱鎮痛剤であるタイレノールにシアン化合物が混入され7名の死者を出した）の前年からセキュリティ包装の開発に携わってきた。1984年のグリコ・森永事件、2000年の医薬品メーカー脅迫事件、2017年のハーボニー配合錠偽造品流通事件(前述)に際しても同様に開発の機として品揃えを増やしてきた。

　医薬品の偽造や不正流通の問題は、世界的な問題となっている。各国で規制が強化され、より高度なタンパーシールの導入が求められることが予想される。医薬品の安全性を確保するために、より高度なタンパーシールが開発され、医療の現場で活用されることが期待される。

　当社もメーカー・消費者の安心安全のため微力ながら力になっていきたい。

┌─────────────┐
│ **筆者紹介** │
└─────────────┘

伊丹 一海
㈱タカラ
東京メディカル推進部
〒158-862　東京都世田谷区用賀4-32-25
TEL：03－3707－5122　FAX：03-3707-5146
E-mail：itami134@takarapac.com
URL：https://www.takarapac.com/

病院薬局におけるシステム構築の基礎知識
医療安全へのGS1バーコード活用方法

薬剤師、上級医療情報技師
木下 元一

はじめに

　医薬品にかかわるリスクには調剤過誤を含む有害事象と偽造などの犯罪、近年増えているリコールがある。主に流通で使用される販売包装単位のGS1バーコードは製造番号と有効期限を含み、偽造防止やリコール対策に有効である。調剤包装単位のGS1バーコードは調剤過誤対策に有効であり、国がソースマーキングを義務化したメリットは大きい（第1図）。

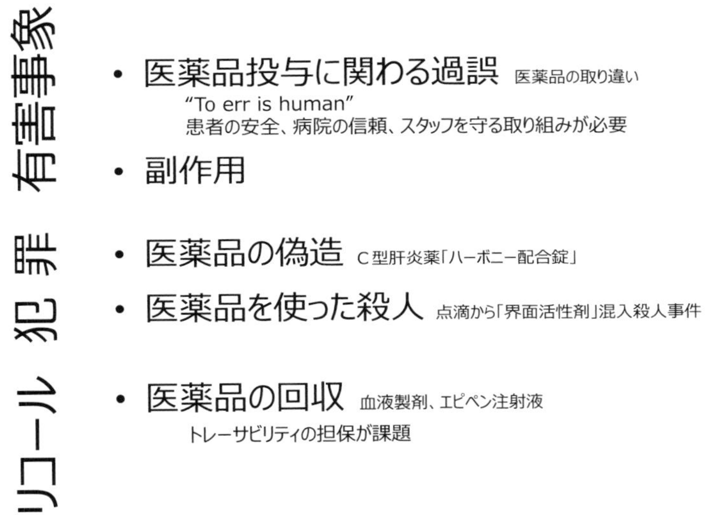

有害事象

- 医薬品投与に関わる過誤　医薬品の取り違い
  "To err is human"
  患者の安全、病院の信頼、スタッフを守る取り組みが必要
- 副作用

犯罪

- 医薬品の偽造　C型肝炎薬「ハーボニー配合錠」
- 医薬品を使った殺人　点滴から「界面活性剤」混入殺人事件

リコール

- 医薬品の回収　血液製剤、エピペン注射液
  トレーサビリティの担保が課題

第1図　医薬品に関わるリスクと GS1 バーコード
調剤包装単位の GS1 バーコードは調剤過誤対策に有効である。販売包装単位の GS1 バーコードは製造番号と有効期限を含み偽造やリコール対策に有効である。

　電子カルテ導入の拡大は患者に注射を行うときの3点認証を普及させ、患者間違いが減少した。しかし相対的に医薬品の取り違いによる注射間違いが際立つようになった。その理由は注射実施時に認証するのは処方箋であって医薬品本体を対象としていない点である。調剤包装単位のバーコード認証を使って処方箋の施用単位毎に医薬品本体を照合することが有効だが、導入にはいくつかの解決すべき課題がある。

◉ システム導入の課題

　課題には以下の4つがある。

1. コスト面

・安全性向上のシステムなので採算性がなく予算がつきにくい。

・導入事例が少なく、独自仕様で有効性評価ができていないためカスタマイズ仕様となる。
・調剤システムとのインターフェース確保が必須であるため、調剤機器ベンダー以外の参入が難しい。
・医薬品は処方用医薬品と注射用医薬品で受付窓口や供給方法が異なる。電子カルテでは異なる画面で処方され、薬局では異なるシステムで処理されることが多い。調剤システム依存であるためにシステムごとにインターフェースを構築する必要がある。

2. 運用負荷増大への抵抗
・医療現場は緊急対応が多く仕事を増やしたくないという強い思いがあり、自分は間違えないという過信や誰かが見つけてくれるという甘えがある。
・調剤過誤に対するルールが多すぎて新しいルールを受け入れたくない。
・医薬品の在庫管理はSPD（Supply Processing & Distribution）や物流システムなどが関与して手順が煩雑である。

3. マスターの管理
・GS1コードやYJコードを持つマスターが必要であるが、通常使わないコードなので誤りが多い。
・GS1バーコードをYJコードやHOTコードに変換するための全医薬品対象マスターが必要で、医薬品が流通する前に更新されなくてはいけない。
・同じ医薬品で異なるGS1バーコードを持つ医薬品が施設内で流通するので対応できる変換テーブルが必要である。

4. システム導入の成功例が少ない
・導入による成果を明確に示せる成功事例が少ない。

● 調剤時3点認証システム　課題の対策と工夫

1. コスト面
・我々の場合は自主開発を組み合わせた。ベンダーが開発するシステムは調剤包装単位のGS1バーコードを使って調剤時3点認証をすることに特化し、調剤ロボットや棚への返却、麻薬毒薬の残量確認、帳票と在庫管理は同じインフラを使って病院内で開発した。結果として帳票の細かなレイアウトや毎日の在庫管理が可能になった。
・一つのシステムですべての医薬品を管理できるようにした。調剤時3点認証を一つのシステムにまとめることにより部署ごとにトレーニングする手間が減り、すべての業務をカバーしなくてはならない当直時も運用しやすくなった。高価なPDAを共用できるようになった。

2. 運用負荷増大への抵抗
・スタッフの負荷の受容に応じて対象医薬品を段階的に追加できるようにした（第2図）。

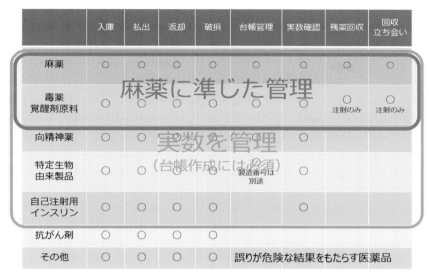

第2図　負担増対策として対象医薬品の数を制限する

毒薬、覚醒剤原料、向精神薬、特定生物由来製品、自己注射用インスリン、注射用抗がん剤、過去に取り間違いのあった医薬品など、内服・外用・自己注射薬・注射薬を合わせて200品目を目標としてスタートした。

・履歴を使って出納台帳を自動作成した。これにより毒薬帳簿や麻薬帳簿が自動的に作成できるようになった。
・システムの効果を確認できたら過誤に対する調剤ルールを減らした。

3. マスターの確保とコード異常の検知

　商用マスターを購入し複数のGS1バーコードに対応できる変換表を用意した。医薬品を検収するタイミングで病院薬局システムおよび調剤時3点認証システム双方のマスターをスキャンし、登録されているコード間違いを検出するようにした。

4. 確実に成果を出すための工夫

・GS1バーコードを漏れなく認証することが絶対条件である。バーコードの読み忘れがあるとシステムの有効性が発揮できず、やがて使われなくなる。読み忘れをいち早く知るために「未ピッキングリスト」（第3図）と電子ペーパーを導入した。また物流システムと接続して入庫情報を取得することで、双方の論理在庫数を入出庫記録としてウェブ上の画面で確認できるようにした。電子ペーパーはGS1バーコードのない医薬品にQRコードを表示したり論理在庫数を表示するものなので医薬品すべてにGS1バーコードが印字されPDAを使って論理在庫数がわかれば、高価な電子ペーパーは必ずしも必要ない。
・物流システムと連動すると出納履歴が簡単に作成でき、手術室など電子カルテのオーダリング以外の部門システムが管理する医薬品まで網羅できる。データの修正権限を厳格に制限することは内部職員による在庫数の改竄に強いシステムになる。連動にはベンダーが違うことが一番大きい課題となる。その他、小数点やマイナス値、扱う単位など物流システ

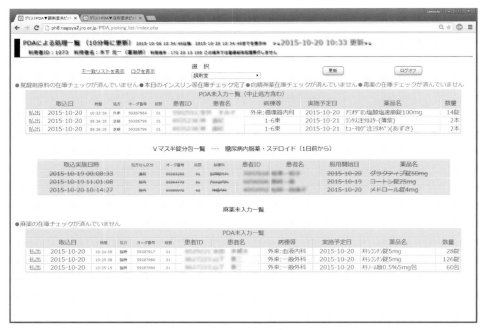

第3図　未ピッキングリスト

業務引き継ぎ時には0行にする。現場の管理者はこのリストに残った処方を正しく処理することが必要で、消すことを目的とした業務をさせないことが重要。

ムのカスタマイズが必要になる。

◉ システムの機能と運用

データベースの連携は以下の通りである（第4図）。

システムの運用は以下の通りである（第5図）。

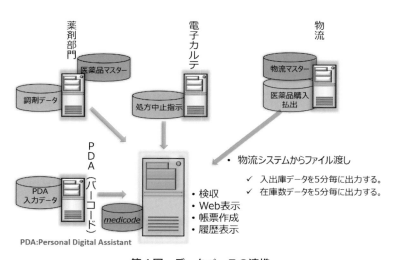

第4図　データベースの連携

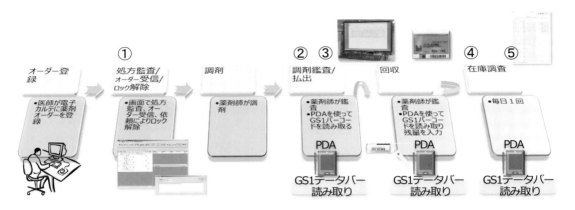

第5図　医師のオーダーと連動した調剤鑑査

①内服・外用・注射処方箋だけでなく物流システムから印刷する帳票も同様にオーダー番号のバーコードを印刷する。処方箋の対象医薬品がわかりやすいように▼を印字する。

②薬局内で調剤鑑査するタイミングで調剤する薬剤師、医師の指示（オーダーコード単位）、医薬品をPDAで3点認証する。

③管理対象とする医薬品のバーコードを読み取っていないデータ一覧を「PDA未ピッキングリスト」としてディスプレイに表示する。現場の管理者は1日数回漏れがないか確認する。

④電子ペーパーのある医薬品は表示された論理在庫数と実在庫数の比較を行い、電子ペーパーのない医薬品はPDA上の在庫数と棚にある在庫実数を比較する。毎日1回以上PDAに入力する。

⑤入出庫歴を利用して医薬品の管理台帳（麻薬・毒薬・向精神薬など）を自動作成する。

◉ 開発に際しての注意点

・薬剤師法の定めにより365日24時間稼働に対応できるシステムにする。調剤補助員の作業は薬剤師が責任を取ることで認められるので、スタッフ認証の運用に注意する必要がある。

・調剤時3点認証はオーダー番号と個々の医薬品の調剤包装単位GS1バーコードをPDAで照合する。処方オーダーは複数回分を一つのオーダー番号で、注射オーダーの場合は電子カルテ登録時に注射する1回分の注射薬に一つのオーダー番号が発番されるので、ベッドサイドで患者を含む3点認証するシステムは注射オーダーのほうが構築しやすい（第6図）。

・個人のパスワード入力や数量の入力など、運用の手間となることはできるだけ省略する。このシステムでは医薬品をGS1バーコードで照合し数量は電子カルテの指示情報から取り出して出庫処理を行う。数量より物の間違いのほうが重大であると考え数量入力という手間を減らしている。数量間違いは毎日の在庫管理によって対応できる。オペレーター番号とパスワードは電子カルテと同じものを使用する。

・医薬品一つに対して複数のバーコードに対応できるように変換テーブルを作成する必要

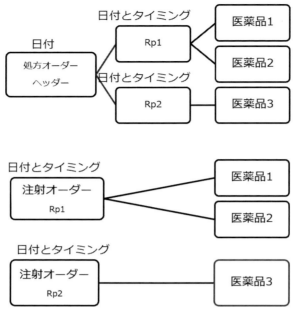

第 6 図　薬剤オーダーの階層構造と実施単位
処方オーダーは複数回分を 1 回で処方する。これに対しオーダー番号は一つである。注射オーダーは注射行為 1 回分を 1 回で処方する。これに対しオーダー番号は一つである。データ粒度の違いに注意する。

がある。ノボラピッド注フレックスペンという製品の場合、2本入りの包装単位に印刷されているバーコードは、(01)14987616002464だが、ペン本体に印刷されているバーコードは(01)04987616002009であり、調剤時は何れの単位でも読み取る必要があるため、両方のバーコードでピッキングできるようにする。また医薬品コードが同じでも病院内に複数のGS1バーコードを持つ医薬品が存在することもある。

◉ 導入に際しての注意点

・成功の秘訣は運用の徹底である。
・調剤過誤はほとんどが薬局内で発生し事故を回避できることが多い。過誤が起きたときの責任の持ち方にも曖昧さがある。日常的に発生することに慣れていてシステム導入に非協力的である事が多いので、強力な現場のリーダーシップが必要になることがある。
・現場は自分たちの運用にシステムが合わせて当然と考えており開発工数が増えがちなので、業務手順の見直しを提案する。
・部分最適と全体最適を理解できていないことから都合よく高度な機能を実現しようとして導入が破綻することがある。たとえば点滴ラベルを誰が貼るかなどの合意形成ができていないことがある。
・注射薬の3点認証を行うために薬局でラベルを貼る場合、認証を行う注射用医薬品を24時間1回分ずつ薬局から供給しなくてはならない。医療機関が新たに導入する場合は最大の運用負荷になり、ここで頓座することもある。

- ここで解説した導入事例は医療機関が直接医薬品を発注し、薬剤師および薬局スタッフ自らが医薬品在庫管理、発注と検収を行っていて薬剤師全員が在庫管理に慣れている。SPD等が介入すると人的な対応と在庫管理の運用は複雑になる。
- 調剤は医療機関ごとに運用が異なり、A病院の薬局のシステムを未改造でB病院の薬局では使えずカスタマイズによる導入が多い。
- 導入目標が曖昧なことが多い。目標が調剤過誤の撲滅であれば、導入一定期間後に決められた集団の医薬品について調剤過誤による事故がゼロとなり継続すれば成功である。評価のための目標値を設定する必要がある。評価には導入後3ヶ月以上、できれば運用に慣れる6ヶ月必要である。
- 論理在庫と実在庫が異なる場合、現場の判断で勝手に在庫数を変えられないようにしておく（第7図）。

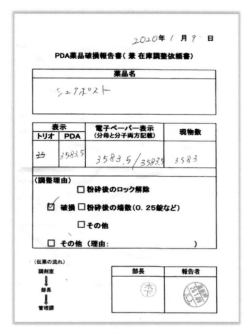

第7図
異常値に対する対応はルールを決めておく。手書きの報告書を元に責任者が物流システム等を調べてから値を修正する。職員による改ざんを防止するため権限を厳格に制限する。

◉ システム導入の評価

　我々の事例では2014年3月1日から2017年8月31日までに31万回の払い出しと返却操作のうち、医薬品の取り間違いが1件発生した。事例は業務支援の薬剤師が看護師に要請され誤って規格違いの医薬品を手渡ししてしまった。さいわい毎日行う在庫確認で発覚しアクシデントにはならなかった。以後、2020年1月までに52万回の払い出しと返却操作が行われたのに対して間違った回数はこの1回のみだった。示した回数は薬局の敷居を出たものをカ

ウントしている。アクシデントに至った事例はなかった。

　対象医薬品は導入時の160品目から2019年には291品目（採用医薬品の19％）に増加した。現在はすべての医薬品がバーコード読み取り対象になっている。システムが継続して運用され、対象医薬品が増えていくことがシステム全体に対する評価となる。

　1ヶ月間に毒薬台帳作成の入力から台帳作成までに要した時間は、44.3時間（2015年8月1日〜31日）から37.3時間（2015年9月16日〜10月16日）に減少した。この種の合理化のメリットは一部のスタッフのみが感じるもので、病院薬局全体の合意形成にはつながらないことに注意する。

◉ おわりに

　医療安全に対する関心の高まりはコスト面のマイナスポイントを凌駕する要因だ。効率化や過誤を叱責するような行為はOJT（On-the-Job Training）ハラスメントとされ、管理者が避けたい行為であり働き方改革をすすめるうえでITシステムの導入に期待するものだ。過誤とハラスメント対策はできのよいシステムに任せてしまいたいのが本音で、人員増が難しい施設でも選択しやすい手段である。

　パッケージ版電子カルテが普及し診療記録の標準化が進む中、病院薬局システムがカスタマイズ依存し標準化されていない点は残念である。電子カルテのオプションとして組み込めば普及が早いかもしれない。

　薬剤師はシステム開発に詳しくないのでベンダーは経験をもとに提案し、打ち合わせにないことはやらないというプロとしての姿勢があっていいと思う。

筆者紹介

木下 元一
薬剤師、上級医療情報技師
元　愛知医療センター名古屋第二病院
薬剤部長

医療機関における電子タグの運用事例

TOPPAN エッジ㈱

岡　正俊

● はじめに

　コロナ禍を経て、人手をかける作業は、あらゆる産業・現場において、自動化・省人化が求められている。医療機関及び医薬品や医療機器関連を取り扱う事業者においても例外でなく、電子タグの活用が期待されるシーンは増加の一途である。近年の電子タグの普及において、着実に運用事例は増えており、その一部を紹介する。

　電子タグが2000年初めころから注目を集め、多くの業種・業態での導入が検討された。医療機関においても例外でなく、実証実験をはじめ、様々な取り組みが進められた。医療機関での物品識別へのニーズは高く、早期の導入が期待されたが、人手による作業から置き換わり、本格的な導入が進むまでには、想像以上の時間が必要であった。これには、電子タグの読み取り精度の向上や導入コスト・システム対応などの様々な要因があり人手からの置き換えは、時期尚早との判断になることも多かった。しかしながら、コロナ禍と2024年問題（医療における）が相まって、導入の機運は高まっている。

● 医療機関について

　通常、医療機関とは、医療法で規定された、病院、診療所、介護老人保健施設、調剤を実施する薬局、その他の医療を提供する施設を示す。電子タグは、医療現場で利用される物品に貼付されて利用されるため、その貼付は、サプライチェーンの上流にて行われるケースもある。この為、本稿では、医療機関へ物品を供給するサプライチェーンにおいて、関連する企業での活用も対象として、事例を紹介する。

● 医療機関における自動認識技術

　医療現場及びその周辺では、医療機器・医療材料・薬剤・検体をはじめとして、たくさんの物品を取り扱う必要がある。さらに、これらを正確に取り扱う事が求められ、特に重要な物品については、取り扱いの履歴を残す必要もある。これらの業務が人手により行われ、膨大な労力が費やされている。患者・受診者の安心・安全を確保する為に、関係者の献身的な取り組みによって、業務が成り立っていたと言わざるを得ない。

　コロナ禍においても、医療機関での活動は、止めることはままならず、常に診療・治療及びこれを維持・継続するための業務が続けられた。その一方で、人の立入り自体が制限されることとなり、従来人手に頼った運用は、大きな影響を受けた。今後の業務改善においては、自動認識技術を活用した物品識別の自動化や省人化へのニーズは、ますます高まると予想される。

　また、自動認識技術の活用により物品の識別を可能にすることで、物品の情報がデジタル

化されることとなり、医療機関で導入が進められる様々なシステムとの連携は容易となり、昨今のDXへの取り組みにおいても、有効に機能することとなる。

⚫ 電子タグへの期待

　電子タグは、複数のものを一括で読み取ることができ、バーコードのように表面になくても、読み取ることが可能である。この為、複数の管理対象物を認識・識別して確認する作業（入出庫検品・棚卸し）においては、大きな効果が期待される。医療機関の現場を見ると様々なシーンで、人による確認作業が行われており、履歴を取る作業も併せて行われている。これらの作業において、電子タグによる自動化や効率化に対する期待は大きい。

　図書館や製造工程管理・流通の現場でも、電子タグのユースケースが増えており、徐々に電子タグの利用に対するハードルも下がってきている。医療現場での利活用についても、実証実験段階から導入検証を経て、実運用フェーズに移っている。

⚫ 医療機関における運用事例

　当社において、医療機関でのヒアリングから導入に向けた相談をさせていただき、実運用に至った事例について紹介する。

1. 入出荷管理（医療機器メーカー・医療卸）

(1)現場の課題

　医療機器メーカー及び医療卸の物流センターでは注文内容に合わせ、正確に物品を準備し、納期に間に合うように出荷する必要がある。製品によっては、注文内容以外にも類似の製品を過剰に出荷し、医療現場での急な需要に対応しているケースがある。

　このような場合、出荷前と返却後の差分を請求することになるため、検品の迅速性や検品精度の正確性が求められることとなる。

(2)ソリューション

　電子タグを用いた管理であれば、目視での判別が容易にできないものや、点数が多くてバーコードによる読み取りが大変なものでも、瞬時に判別が可能となる。リーダーで読み取るだけの簡単で負荷の少ない運用のため、作業の習熟度にかかわらず、誰でも簡単スピーディーに検品が可能になる。

(3)導入のポイント

　入出荷される医療機器は、通い箱に100-200個の読み取り対象物が入っており、これを一括で読み取る必要があった。この一括読み取り実現が必須の要件であり、トンネル型の読み取り装置を開発し、導入いただいた。現場での読み取り試験は、十分な期間を取り、検証作業を進め、運用に影響のない範囲までの読み取り率が確認されたのちに、運用を開始した。また、複数のトンネル型の読み取り装置が同じフロアにあるため、誤って、別の読み取り装置に等しているタグを読み込まない工夫が必要となった。一般的に、読み取り精度を高めるためには、リーダーの出力を大きくするが、他方で、他の読み取り装置で読み取ってしまう可能性も高くなるため、読み取り装置の設置間隔や、最適な出力の調整が必要となる。

2. 検体管理（検診業務受託）

(1)現場の課題

　健康診断などの検診業務では、個人から集めた検体を間違いなく管理するために、バーコードラベルを貼付して管理を行なっていた。集めた検体は検査センターに出荷する前に、一つ一つ読み取る運用をしており、その作業負担や読み漏れ発生時の再確認などが課題になっていた。

(2)ソリューション

　検体の管理に電子タグを導入することで、検品作業が簡単に実施できるだけでなく、読み漏れ時の確認もスピーディーになった。また、担当者の習熟度にかかわらず誰でも簡単に一括読み取りができるため、作業の標準化にもつながっている。

(3)導入のポイント

　検体は、液体または水分を含むものが多く、電波を吸収してしまうことから、この影響を受けにくい電子タグのアンテナを設計する必要があった。また、貼付対象物が小さく、電子タグのサイズも小さくする必要があり、新規の開発が必要となった。また、検体を輸送するケースには、検体が密集した状態で格納される事から、この状態での読み取りの性能についても確認し、運用に支障がない読み取り性能を確保した。

3. 検品業務の効率化（病院）

(1)現場の課題

　多くの手術を実施する病院では、手術に必要な医療材料を事前に準備し、セット組みする業務がある。多種多様な物品を間違いなく準備するため、その検品の負担が大きなものとなっていた。

(2)ソリューション

　医療材料に電子タグを貼付し、セット組みした状態でリーダーに置くことで、一括読み取りによる検品が可能となる。手術直前にも簡単に検品ができるため、セット間違いや抜けがないかの最終確認をすることも可能となる。また、手術後の使用分の確認も瞬時に完了し、医療スタッフの業務効率化だけでなく、その業務の省人化を実現した。

(3)導入のポイント

　医療材料の種類は複数あり、素材・サイズ・形状が異なるため、電子タグのラベルはできるだけ小さく、使用量も多いことから汎用的なものが求められた。一方で、セット組みした状態で、約百点の医療材料を同時に読み取る必要があった。この為、読み取り時には、リーダーの出力をできるだけ大きくしながらも、周囲の関係のない電子タグを読み取らないよう、電波を遮蔽するシートで検品エリアを覆い、誤読のない環境を現場に構築した。

4. 投薬管理（病院）

(1)現場の課題

　医師の指示内容に従い、患者へ投薬を行う場合、正しく処置を行うために正確な確認が必要になる。目視では見分けにくい薬剤の種類や量の違いなど、限られた時間の中で正しく確

認を行うことは、心理的にも肉体的にも負担がかかっていた。

(2)ソリューション

　電子タグを薬剤一つ一つに取り付け、薬剤の注入器にリーダーを組み込むことで、自動照合が可能になる。患者にあった薬剤の種類・量・注入スピードなどの確認がシステム化され、看護師の負担を軽減できるだけでなく、医療過誤の防止にも活用できる。

(3)導入のポイント

　薬剤は液体であり、読み取り時には、液体の影響を受けた状態で、読み取り可能でなくてはならない。この電子タグは、注入器に搭載されたリーダーで読み取りを行うことから、リーダーのアンテナとのマッチングをとり、薬剤をセットした際に確実に読み取りができるよう、検証を繰り返し、導入に至った。

5. 人や物の動態管理（病院）

(1)現場の課題

　医療スタッフや医療機器の最適な配置は効率面や安全面で重要だが、それぞれの動線を正確に可視化することは容易ではなく、IDカードをかざす運用も、業務が多忙な中では、運用は難しい状況であった。

(2)ソリューション

　医療スタッフが電子タグを携帯することで、エリア内の天井や床に設置したトリガーやアンテナでタグの情報を自動的に読み取り、それぞれの移動情報や時間情報を収集できるようになった。また、医療機器にも電子タグを取り付けることで、同様にデータの収集ができるため、それらのデータを分析することで、医療スタッフや医療機器の適正な配置が可能となり、運用効率化と最適化を実現した。

(3)導入のポイント

　人の所在把握に利用する電子タグは、複数の種類が利用されているが、出来るだけ正確に、所在位置を把握し、どの部屋に在室するかを把握したいとのことから、セミアクティブタグを選定した。導入前に、トリガーアンテナを敷設する等、設備稼働前に、工事の必要があったが、的確に入退室を管理でき、スタッフは特別な作業をすることなく、所在を検知できる環境を構築することができた。所在の把握のみならず、スタッフの動線を蓄積し、傾向を見ることで、レイアウトの効率化・改善にも寄与できた。

6. 調剤工程の見える化（病院）

(1)現場の課題

　薬剤部では、処方オーダーを受け、正確に調剤を行い、病棟へ届ける必要がある。病院の規模によるが、調剤の件数は多く、スタッフが多忙を極めるケースが多いと聞いている。さらに、緊急対応や処方内容の変更にも対応をしなくてはならない。また、病棟からの調剤状況の問い合わせにも対応の必要があり、現場への負担は大きい。

(2)ソリューション

　処方オーダーをもとに出力される処方箋及び薬袋をオーダー単位で識別する電子タグをク

リップに装着し、調剤の各工程にて、電子タグのリーダーで自動的に読み取る仕組みを構築。電子タグを読み取ることで、調剤工程のどの段階にあるかを把握でき、各オーダーの進捗状況を確認することができる。また、調剤の状況は、Webシステムにて公開され、すべての病棟から閲覧可能となることで、看護師からの問い合わせを大幅に減らすことができた。

(3)導入のポイント

　導入前より、調剤の際に、処方箋をクリップで綴じていたことから、このクリップに着目し、工程の状態を自動取得する仕組みを構築できた。現場での確認作業や状況確認、問い合わせ対応は、実際の業務にも増して、対応に労力が割かれている。今回のシステムの導入においては、現場の作業動線を変更せずに電子タグのデータを取得し、Webシステムで院内から確認できる仕組みであることが評価された。

◉ 導入にあたって考慮する事

　電子タグは、電波を利用して自動認識を行うため、周囲の環境や読み取り対象物の影響を受け、100%の精度で自動認識することは、難しいケースがある。この為、万が一読み取りに失敗した場合についても想定し、運用を工夫する必要がある。電子タグの読み取りができない場合に備え、バーコードの印字を併用する等、別の入力手段を用意するなどの工夫が必要である。

　また、電波の利用に関する法制度・手続きについて、利用者側では、十分な知識がないケースも多く、サポートが必要となる。手続きの他、利用料などの費用が必要となる場合もあるため、システム導入側が、ユーザーをガイドする必要がある。

　電子タグを活用したシステムは、貼付された人や物の動きや状態の変化をトレースすることになるが、電子タグの読み取りや読み取り状態によるアクションを行うには、複数部門の協力が必要となるケースが多い。また、システム導入を主導する部門と、利用する現場の部門が異なることもあり、各部門のコンセンサスが調整された上で導入することが望ましい。特に、医療機関では、医師・看護師・薬剤師・医療システム管理者など、立場の異なる関係者が一つのシステムを利用するケースにおいては、システム導入前に関係するメンバーでの調整が必須である。システム導入の目的や、期待される効果を共有することで、システムの立ち上げや継続した運用がスムーズに運ぶことが可能となる。

◉ おわりに

　医療機関の現場においても、自動化・省人化の動きは、不可逆の動きであり、より一層進行する。電子タグのみならず、自動認識技術は、複数の選択肢があり、現場の環境や運用の制約などを考慮して、最適なものを選択しなくてはならない。電子タグの活用を目的とするのではなく、自動認識技術を業務に組み入れることで、人手の作業を低減し、本来やるべき業務にかける時間を創出することを考える必要がある。

　今後も、電子タグ自体の性能向上や機能追加も図られることが想定され、導入段階での情報収集を行い、読み取り検証や導入リハーサルを行った上で、実運用へ展開する。

　現在、広く利用される電子タグは、物品識別のための固有のIDを格納し、これを瞬時に複

数同時に読み取るアプリケーションが中心だが、今後は、物品の周辺環境（温度等）をセンシングし、物品とその周辺の環境データを取得することも、可能になってきている。

　電子タグから得られた情報を活用し、人や物の動きを見える化するだけでなく、情報を蓄積し、傾向を把握し、無駄や偏りを見出すことも可能となる。

　常に利用者にとって最適なソリューションは何かを追求し、技術動向の展開の可能性を考慮し、利用者に提供する必要があると考える。

┌─────────────┐
│ 筆者紹介 │
└─────────────┘

岡　正俊
TOPPANエッジ㈱
事業推進統括本部ITイノベーション本部
URL：https://rfid.toppan-edge.co.jp/
　　　solve/lp_medical.html

処方箋に対しての漢字 OCR の活用事例
医療ミス入力予防を通した患者の医療体験向上

(株) mediLab

松田 悠希

◯ はじめに

　本稿では医薬品領域における漢字OCRの活用事例として、弊社の取り組んでいる処方箋OCRシステムについて紹介する。一般的な薬局業務では、受付で処方箋を受け取り、その内容を基幹システムに入力し、その内容に沿って後段の薬剤ピッキング等の業務が実施される。この為、正確な入力は医療サービスの質の担保の上で非常に重要であるが、手入力を行う為にヒューマンエラーが生じやすい領域でもある。弊社では漢字OCRを中心としたAI技術を活用することで、本課題の解消を実現している。

◯ 薬局で生じている課題

　一般的な薬局業務では、受付で処方箋を受け取り、その内容をレセプトコンピュータ(以下レセコン)と呼ばれる基幹システムに入力するところから一連の調剤の流れが開始する。この為、最上流の入力内容に誤りが存在すると、後段の業務内容に手戻りが生じてしまう上、その誤りに気づけずに患者に薬剤を渡してしまうと医療過誤につながる可能性もある。医療過誤が患者・薬局双方にとって大きな損失となることは言わずもがなであり、業務手戻りに関してもこれが発生することで経営コストが増加する上、患者の待ち時間増加にも繋がってしまう。これらのことから、処方箋の入力ミス防止は薬局運営上重要である。

　入力ミスの発生ケースは多く分けて二つ存在する。一つ目が「前回と同じ処方と思っていたら少しだけ変更がなされておりそれを見落とすケース」、二つ目が「処方が重く入力中に混乱が生じてしまうケース」である。一つ目のケースの前提として、レセコンに記録されている前回処方と今回処方を比べた際、内容が同一である場合はDo入力という機能を用いる事で前回内容を一括で入力完了する事が可能である。本機能は入力負荷を大幅に削減する為非常に有用であるが、処方された医薬品の規格や日数の変更に気づけなかった場合、入力ミスの原因ともなってしまう。二つ目のケースは、処方薬の多い処方箋入力を行う際、特に業務の忙しい時間帯などでは他の患者の処方内容が脳裏に残ってしまい、その内容と入力内容が混同してしまうような場合である。筆者も時折薬局スタッフとして入力業務をサポートしているが、薬局は時間帯によって非常に忙しく、これらヒューマンエラーをゼロにすることは容易ではない実感がある。

　多くの薬局では、入力スタッフ教育や採用の観点から、入力ミス防止の為多くの工夫がなされている。具体的には入力ミス発生時にその内容をヒヤリハット事例としてスタッフ内で共有する事やレセコン入力操作方法の簡単な勉強会、さらには経験豊富な医療事務スタッフの採用、等が行われている。これらは非常に重要であり今後も実施が望ましい一方、医療事務スタッフが社会的に不足している背景もあり、どれもコストのかかるアプローチとなって

しまっている。この課題の一助となる為、当社では処方箋に対して漢字OCRを用いたシステム的なアプローチを取っている。

◉ 漢字OCRの処方箋への適用

　弊社システムでは、処方箋をスキャンすることで、記載されている保険情報や医薬品情報を認識・読み取り行い、その内容をレセコンへ連携可能な形で出力している。この際必要な要素技術としては、①各情報の記載位置推定　②記載文字のOCR ③文字列の補完、の三つである。以下でこの三つの要素について記載する。

①各情報の記載位置推定

　処方箋には多くのレイアウトが存在する為、各処方箋についてどの場所にどの情報が記載されているか、を定義する必要が存在する。なお、従来のOCRシステムではこの作業を処方箋レイアウトごとにスタッフが都度要録を行う必要があり、この作業の煩雑さが処方箋OCR活用の一つのネックとなっていた。弊社システムでは、この本位置推定はAIが自身で行なっており、運用負荷軽減に繋がっている。

②記載文字のOCR

　記載文字の位置推定の後、各文字のOCRを行う。弊社システムでは最新AI手法を用いてこのOCRも行っており、高精度な読み取りが実現されている。近年はDeep Learningベースの多くの手法が提案されており、本文字認識性能も今後さらに向上する事が期待される。

③文字列の補完

　OCRの後処理として、文字列の補完も実施している。シンプルな例だと、例えばカタカナの"カ"が漢字の"力"と認識され、"力ルボシステイン錠"という文字が取得されてしまった際、前後文字文脈やこれまでシステムが学習してきた処方箋記載内容と照らし合わせ、これが"カルボシステイン錠"であるという事を自動補完する。特に医薬品情報の認識については前述のとおり認識ミスが医療価値に大きな影響を及ぼしうる為、このような補完処理にも力を入れる必要がある。

　上記を盛り込んだAIモデルは容量が大きく、また常に最新処方箋学習情報や最新医薬品情報を取り込ませる必要がある為、クラウド技術も本システムの中で重要なパーツとなっている。オンプレミス型で本システムを提供する場合、モデルの容量が重たい為、高価・大規模なサーバを薬局に設置する必要が生じ、金銭的にも薬局スペース的にも導入ハードルが大幅に上がってしまう。ここでクラウドを活用する事で、省スペース・省コストなシステム導入を実現する事が出来る。更に、クラウド型システムを用いる事で、AIの学習結果の更新も迅速にユーザに届ける事が可能となる。オンプレミス型システムではAIの更新ごとにユーザにアップデートインストール等のアクションを求めることとなり、運用負荷のベースラインが向上してしまう。対して、クラウド型システムではユーザは特にシステム更新を意識することなく、AIの学習更新の恩恵を受ける事ができる。弊社としてもAIアップデートを逐次的に行う際の運用コスト（ユーザーへの通知等）を抑える事ができ、結果としてより安価な価格でのサービス提供も可能となる。

　クラウドはセキュリティの観点で不安を持つ薬局や関係者と話しをする機会もあるが、3

省2ガイドラインに沿った運用を的確に行う事で、非常に発展性の高いサービスを提供可能としてくれる。弊社でもこのガイドラインに準拠し、クラウド型システムのメリットを薬局様にお届けしつつ、そこに存在するリスクを明確にハンドリングしている。

システム活用薬局の声

導入薬局様からは「AIが処方内容の確認をサポートしてくれている感覚が確かにある」という声を頂けている。実際に薬局では入力ミス数が減少しており、本OCRシステムを活用が薬局サービスの向上に寄与できている。前述のとおり、もちろん保険情報等の認識精度も非常に高いが、本OCRシステムは特に医薬品記載内容の認識に力を入れている。このような中、薬局より処方内容の確認について効果の実感の声がある事は、システムが対象としている課題設定と漢字OCR・AIがマッチしている事を示している。

また、他にも「新患の入力がとても楽になった」という声も頂いている。前述のDo入力を行える患者については、もちろん変更見落としによるミスの可能性が存在してしまうが、入力負荷自体はレセコンシステムを用いる事で削減する事ができる。一方、初めて薬局に来る新患についてはベースとなる記録がない為、処方箋記載に内容を全て一つ一つ入力する必要がある。これは患者によっては5 〜 10分ほどかかってしまい、業務負荷としても非常に重たい。この入力負荷が軽減できることも、OCRを活用することのメリットである。

経営目線では、「人の教育コストを下げられる仕組みとなっている点が有難い」という声も頂けている。前述のとおり現在医療事務スタッフは不足しており、その中でも「熟練」したスタッフの数は更に少ない。この為そもそも熟練したスタッフの採用ができている薬局ばかりではなく、また、採用ができていた薬局でもそのスタッフの退職などをキッカケに一気に人で不足となるケースもある。医療事務業務は年々複雑化しており、これに対応可能な人材も少なくなってきてしまっている中、本システムの活用は更なる経営価値を生む事が見込まれる。

今後の展望

弊社では現在開発した処方箋OCR技術を更に進化させ、AIが読み取った文字から医療リスクを判断・アラートを行うシステムを開発している。漢字OCRをはじめとしたOCR技術により処方箋に記載されている内容を検知できる事に加え、例えば「この医薬品をこの年齢の患者に処方する事は医療リスクが高く、もしかしたらクリニックに一度問い合わせて相談した方が良いかもしれない」という点をAIが処方箋をスキャンしたタイミングで判断する構図となる。薬局業務の中の疑義照会という、処方内容監査を行った結果にクリニックや病院に処方内容の確認や変更提案を行う業務の一部をAIがサポートする事を目指している。

このように、医療業務の中で記載文字の認識や一定"システマチックな"医療リスク検知などシステムが人間に比べ得意な領域についてはサポートを行い、対人業務をはじめとして人間が相対的に得意な業務領域に人が集中できるよう、今後もシステム開発を進めていく。

◉ おわりに

　本稿では医薬品領域における漢字OCRの活用事例として、弊社取り組みの処方箋OCRシステムについて紹介した。処方箋入力は薬局業務の起点であり、そのミスは患者待ち時間増加や医療安全低下など、多くのマイナス影響を生じさせてしまう。弊社OCRシステムは漢字OCR・各種AI処理・クラウドシステム、を組み合わせる事で、処方箋入力ミスの予防を実現し、これらマイナス影響を解消する事に成功している。今後は、OCRで読み取られた情報を更にAIが認識・リスク判定するシステムを開発する事で、医療リスク最小化へ貢献していく。

──── 筆者紹介 ────

松田　悠希
㈱mediLab
代表取締役社長

応用編

PTP シートへのマーキングの可能性

㈱ SCREEN ホールディングス

内田 直樹

● はじめに

　㈱SCREENホールディングス（以降、当社）は、印刷関連事業をルーツに持ち、2015年に錠剤印刷機の開発に着手したことを皮切りにPTPシート向けUVインクジェット式アルミロール印刷機「BEVERSA」を販売している。

● 調剤現場の課題への対応

　2019年、トレーサビリティや医療過誤防止の観点から薬機法が改正され、医療用医薬品の販売包装・元梱包装単位でのバーコード（GS1-128、GS1合成シンボル）の表示が義務化された。さらに、専用リーダー以外にもスマートフォンアプリ「添文ナビ」で、GS1バーコードから「商品コード」や「製造番号」、「有効期限」が容易に読み取れ、電子化された添付文書を閲覧することもできるようになった。

　しかし、PTPシート単位での情報表示義務は商品コードのみにとどまった。調剤現場では医療用医薬品が棚に置かれる際、販売包装の箱は廃棄され、PTPシートで管理されることが多く、箱に記載された製造番号・有効期限とPTPシートが切り離されている。当社の提案は、箱から分離された場合でもPTPシートから製造番号や有効期限を容易に確認できるよう、PTPシートの1錠単位でこれらの情報をアルミ箔蓋フィルムにデジタル印刷することにある。

1. 調剤現場での安全性の確保

　PTPシートには耳部にロット番号が刻印されている、この刻印を印刷にシフトさせること

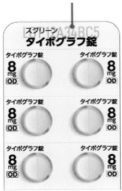

PTPシートの表面にロット番号が刻印されているが識別が容易ではない。

第 1 図　刻印位置

がデジタル印刷の役割である。PTPシートに製造番号と有効期限が印刷されていれば、調剤現場で容易に読み取れるため、安全性に配慮して投薬できる。さらに、棚の使用可能な在庫を現物から容易に確認でき、自主回収の際にも役立つ。

2. 服薬までのトレーサビリティ

　PTPシートでの処方後に患者自身が確認できるのは、処方袋に記載された日付や服薬量であり、有効期限やロット番号は情報提供されない。また、薬局間のPTPシート取引において、有効期限や製造番号は取引時に"メモ"によって受け渡されるが、現物との照合は、刻印された製造番号を確認して有効期限を製薬メーカーが提供するWebサイト等でトレースする必要があり、手間が掛かる。さらに、患者宅にある処方薬に対して自主回収などを正しく行うには手掛かりが必要であるが、耳部の「刻印」確認では間違う恐れがあり、高い識別性が求められる。現在、PTPシートでのバーコード運用は、調剤や服薬時における分離を考慮し、PTPシートのポケット単位にGS1データバーを印刷することが主流となってきている。ここに製造番号、有効期限が印刷されていれば、先に述べた課題が解決できる。

◉ 生産工程での課題

　通常、PTPシートに利用されるアルミ箔ロールは、アルミ包材メーカーに発注され、グラビア印刷が行われる。グラビア印刷のフローのまま変動情報を盛り込むとすると、印刷手配前に情報確定が必要となる、変動情報の変更が発生すれば刷り直しになる、余ればアルミ箔基材の廃棄を招く等、課題が多い。

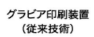
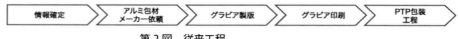

グラビア印刷装置（従来技術）

・ロット単位で印刷手配を行うため、アルミ基材の廃棄リスクがある。
・都度、デザインが変わるので、全ての情報を製版前（包装工程の2カ月以上前）に確定する必要があり、ミスが起こりやすい。

情報確定 ▷ アルミ包材メーカー依頼 ▷ グラビア製版 ▷ グラビア印刷 ▷ PTP包装工程

第2図　従来工程

　これらの背景から当社は、「インクジェット方式による追加印刷（デジタル印刷）」を組み合わせることで、生産工程における課題が解決できると判断。　PTP包装工程の直前で変動情報をアルミ箔ロールに追加印刷するフローを製薬メーカーが構築することで、グラビア印刷（固定情報）の手配時期や印刷後のアルミ箔ロールの在庫の持ち方を変更することなく、変動情報を追加したPTP包装の生産フローを実現できる。

変動情報を取り扱う効率的な生産ワークフロー

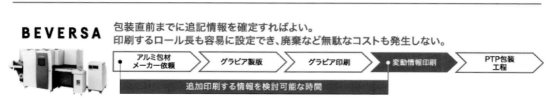

BEVERSA

包装直前までに追記情報を確定すればよい。
印刷するロール長も容易に設定でき、廃棄など無駄なコストも発生しない。

アルミ包材メーカー依頼 ▷ グラビア製版 ▷ グラビア印刷 ▷ 変動情報印刷 ▷ PTP包装工程

追加印刷する情報を検討可能な時間

第3図　BEVERSA のフロー

例えば、自主回収の対応が必要になった場合、PTPシートに識別性の高い変動情報の印刷があれば、現物での確認が容易となり、対象者とのやりとりが最短時間で行えるため、服薬停止などの処置が早期に可能となる。また、患者自身で生産情報を確認できることで、製薬メーカーからの通知情報を基に自ら対処できる。目印が印刷であるため、スマートフォンで確実に読み取ることも可能だろう。

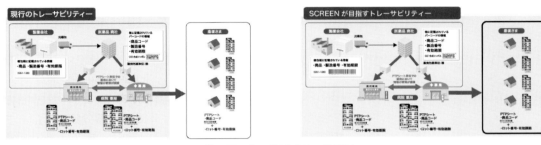

第4図　トレサビリティ体系図

● UVインクジェット式アルミロール印刷機「BEVERSA」

　当社が開発した「BEVERSA」は、ピエゾ式UVインクジェットヘッドを採用。インクヘッドにプレキュア用UV−LED光源を併設することで、インク吐出直後に硬化させてインク流れを防止する。続けて、メインキュアで完全に硬化させ、表面に定着させる。インクジェット技術による非接触デジタル印刷であるため、印刷版が不要。そのため、データ変更のみでデザインを変更でき、変動情報を印刷する。「BEVERSA」は、600dpiという高解像度でOPコート層に対して印刷できるため、1セル4ドットベースのバーコードもリーダーやスマートフォンで読み取り可能な品質が得られ、テキストでの印刷はもちろん、2次元バーコードやGS1バーコードに対応する。

　データ作成に当たっては、グラビア印刷時のレイアウト情報を基にIllustratorなどのデザインツールを使用して、"追加情報のみ"のレイアウトデータを作成し、PDFデータを準備するだけである。

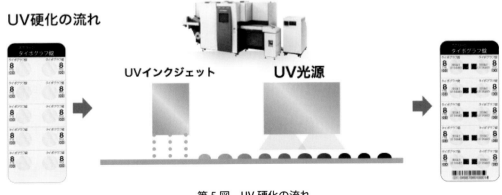

第5図　UV硬化の流れ

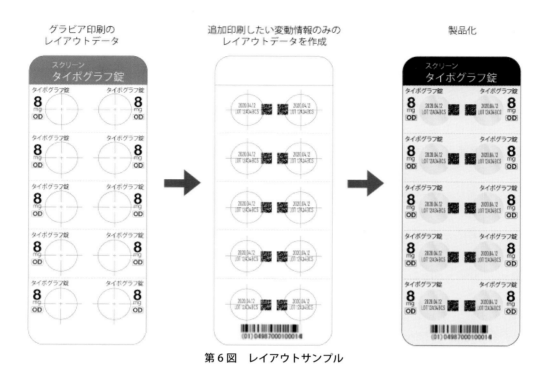

グラビア印刷の
レイアウトデータ

追加印刷したい変動情報のみの
レイアウトデータを作成

製品化

第6図　レイアウトサンプル

(1)海外仕向地対応

　海外のPTPシートは、アルミ箔の非接錠面（裏面）のみの印刷が主流であるため、販売先の国や地域のレギュレーションに対応した情報を「BEVERSA」で全て印刷できる。小ロット生産の場合、グラビア印刷ではアルミ箔ロールの大半が破棄されるが、デジタル印刷では必要分のみに抑えられるため、コストをセーブできる。

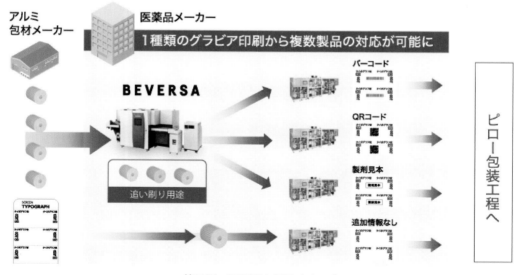

第7図　BEVERSA 運用イメージ

(2)製剤見本対応

　正規品のデザインに対して、「見本」の表記およびGS1データバーをリーダーで読めなくする消し込み印刷が、追加印刷で可能である。

◉ オフライン装置で有効活用

　「BEVERSA」はPTP包装機に対してオフライン装置であるため、スケジュール変更の多い包装工程に影響されず、計画的な印刷加工が可能となる。また、複数のPTP包装機に対して、追加印刷されたアルミ箔ロールを受け渡すことができる。

◉ おわりに

　より確実に、完全な生産情報を提供するためには、PTPシートへの情報記載が望まれており、「BEVERSA」は特殊なスキルや複雑な作業を発生させることなく、その対応を可能にする。当社はさらに優しく確実に情報を得られるよう「変動QR」のクラウドシステムを開発中。GS1バーコードの情報と変動QRを連動させ、さらに安全性の確保と効率化を目指している。

┌─ 筆者紹介 ─┐

内田 直樹
　㈱SCREENホールディングス
　ライフサイエンス事業室

人工物メトリクスの可能性
個別認証技術「SAMP」によるシリアライゼーションの実現

シヤチハタ㈱

牧野 智成・登 真良

はじめに

近年、ビジネスのグローバル化や電子商取引（EC）の普及による流通の複雑化、オークションサイトやスマートフォン向けフリマアプリなどによるCtoC市場の拡大などを背景に、模倣品による様々な被害が拡大している。経済開発協力機構（OECD）の推計では、2019年時点で世界の模倣品流通額は4,640億ドルにも上っている[1]。また、特許庁が実施した模倣被害実態調査の結果によると、2019年度において日本国内の産業財産権を保有する企業のうち、同年度中に模倣被害を受けた企業数は15,493社で、全体の7.4％であった[2]。企業にとって、模倣品がもたらす主な問題は以下の通りである。

- 正規品の販売機会の逸失により自社売上が減少する
- 粗悪な模倣品により消費者の安全・安心が脅かされる
- 自社ブランド価値が長期的に毀損される

また、製品自体は正規品であるが、企業が意図していないルートで流通されるものもある。これは流通チャネルの価格統制が効かず、値崩れに繋がる恐れがある。非正規品がもたらす主な問題は以下の通りである。

- 正規販売価格が下落する
- 正規販売代理店の商権が棄損される
- 製品を購入した顧客が保守サービスを受けられない

このような模倣品や非正規品の流通を回避するためには、品質が保証された正規品であることの証跡を生成し、模倣品や非正規品でないことがチェックできる仕組みによるトレーサビリティの確保が求められる。

人工物メトリクスについて

人工物メトリクスは、個体に固有の物理的特徴を測定する技術である。物理的特徴とは、主観的な感覚量ではなく、客観的な数量に置き換えられる特徴であり、製造者であっても再現が困難な特徴を用いる。例としては以下が挙げられる。

- 紙を形成する植物繊維の分布状態
- 塗料に含まれる金属微粒子の分布状態
- 個体に固有の微細でランダムな凹凸パターン
- 金属箔のランダムな表面形状

このほかにも、光学特性、磁気特性、電気特性、振動特性など、さまざまな物理特性によって計測可能な物理的特徴を利用した人工物メトリクスが提案されており、この技術による測定結果を照合または識別することで実現する個体管理技術は、人工的に生産される製品ま

たは部品の取引における個体管理や模倣品対策として利用されるようになってきた。産業界では効率的にサプライチェーン、バリューチェーン強化のため、ISO22387による国際標準化や、産業技術総合研究所サイバーフィジカルセキュリティ研究センター主催委員会による人工物メトリクス導入ガイダンスの構築が進んでいる。

当社では、印刷の色ムラを利用して製品個体を識別する技術「SAMP®」を開発している。印刷物は見た目が同じでも人間の目には視認できないレベルで色ムラがランダムに発生している。精密な印刷機を用いても色ムラの出現位置を制御することは現状困難であり、当社はその点に着目し、独自アルゴリズムで印刷の画像から色ムラを抽出し、特徴データとして扱っている。抽出した特徴データと、事前にデータベース等に登録しておいた特徴データ同士の照合を実施することで識別する。本技術の特長を以下にまとめる。

(1)導入負荷を軽減可能

印刷に追加工する必要が無いため、既存設備をそのまま利用できる。またシリアル番号や、バーコードなどの識別タグを製品に付与する必要がないため、タグ付けが難しい小さな錠剤にも適用できる。

(2)複製を判別可能

コピー機で印刷しても、その都度印刷の色ムラがランダムに発生するため、特徴データの複製は極めて困難である。

(3)シリアライゼーションが可能

特徴データを識別することは、一意に識別するシリアル番号を付与する技術とも言える。この点を踏まえれば、単純な二者択一の真贋判定だけではなく、個々の製品をトレースする技術としても利用できる。

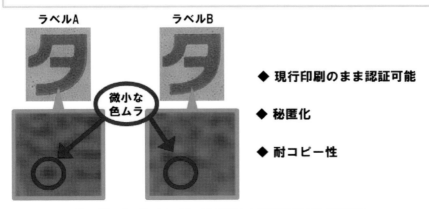

第1図　人工物メトリクスを利用した個体管理技術「SAMP®」

現在の流通では、識別コードを用いてトレーサビリティを実現している。具体的にはICタグや二次元コードを利用して、「いつ」「どこで」「どこから」「どれだけ」といった動きを記録し、可視化・分析して追跡しているが、これらのタグやコードが他のサービスで利用されているコードと同じ仕様であれば、人の目には分からず差替えが簡単にできてしまう。また、どの箇所で識別を行っているかが明確であることにより、不正流通を行う業者がタグを外す、コードを削除する、上塗りする等、流通ルートを製造企業が特定できないよう処理をされてしまう。これに対し、例えば当社の技術を利用して、既存印刷の一部分をタグ代わりに用いれば、識別箇所が明示されることなく、不正流通を行う業者は上記の処置を行うことができないため、製造企業は流出元を把握することができ、自社の流通を保証することが可能となる。

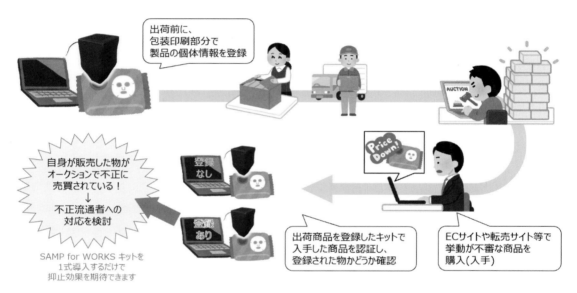

第2図　SAMP システムによる不正流通対策例

● 「SAMP」実証実験事例の紹介
　（金沢大学附属病院内における医療用麻薬の個別管理）

　薬剤師の重要な業務の一つに施設内の医薬品管理がある。医薬品には医療用麻薬など法律で厳密な管理を義務付けられているものがあり、医療従事者への業務的及び心理的負担となっている。一方で、高額なC型肝炎治療薬の偽薬の国内流通や、医療従事者による医療用麻薬の抜き取りなど、不正使用に関する事件が発生しており、より精密かつ適正で簡便な医薬品の管理方法の構築が求められている。当社は金沢大学附属病院薬剤部と共同で、医療用麻薬の個別管理と院内流通の見える化を実現できるか検証することを目的とした実証実験を行った。

　本実験では手術用麻酔薬のアンプルを撮影する専用装置ならびに、SAMPを利用した薬剤管理システムを開発した。検証の結果、二週間の間にシステムに登録できた手術用麻酔薬ア

ンプル数百本をすべて識別し、卸業者からの納品、各部署間の移動、使用記録ならびに返品など法的に管理が必要なポイントでのトレーサビリティを確保できた。実証実験の結論として、SAMPを利用した本システム導入により、院内において流通している麻酔薬アンプル1本1本の状況が即時に把握でき、トレーサビリティを確保できることを見出せた。本実験の意義としては、医療用麻薬の個別管理、および院内流通の見える化の実現により、煩雑な手続きが簡便化され、横流しや抜き取りといった不正の抑止力になることが期待される。このことは医療従事者への業務的及び心理的負担の軽減からヒューマンエラー防止に繋がり、さらには患者の安心・安全にも繋がっていくのではないかと考えられる。尚、院内だけでなく、製造時に登録を行うことによって、各流通過程での検証を行うことができる。

◉ 国際標準化（ISO規格化）と導入ガイダンスの紹介

　当社の人工物メトリクスの紹介活動を続けていく中で、紙やフィルムへの印刷だけではなく、撮影環境を対象に応じて最適化することで、金属やガラスへの印字にも適用できることを確認している。また、日本国内のみならず海外の企業においても人工物メトリクス技術を応用した個体管理サービスの提案がなされている。当社の活動の中で、企業内での製造部品トレーサビリティ等への応用も期待できることが判明したが、導入を検討している企業が悩まれているのが、どの様に人工物メトリックシステムを評価し導入していくか、という事である。その中で、当社が参加している産業技術総合研究所サイバーフィジカルセキュリティ研究センター主催の「人工物メトリクスを用いた個体管理技術検討委員会」から導入ガイダンスが公開されているので下記アドレスを参照されたい。

　https://www.cpsec.aist.go.jp/achievements/artmet/

　また、ISO TC 292 WG4の国内対応委員会SG3内は人工物メトリクスタスクフォースを作り、国際標準化の対応を行っている。こちらも随時ウオッチしていただきたい。

　https://webdesk.jsa.or.jp/common/W10K0500/index/dev/iso_security/?dev/iso_security/ISO/CD22387

◉ おわりに

　筆者らは人工物メトリクスが、製品のシリアライゼーションの実現に対し、大きな可能性を持つ技術であり、正規品認証やブランド保護といった観点からも有望な技術であると判断している。また、導入ガイダンスの公開、ISO規格化により企業の導入しやすい環境が構築されてきたと感じている。

　さらに、人工物メトリクスの応用として、当社ではシリアル番号を付けられない製品にランダムでユニークなシリアルを発行できる対応開発を進めて、実証実験への応用を進めている（第3図）。

　以上、人工物メトリクス、及び応用事例について紹介した。他にもユースケースは考えられるため、本技術に興味のある企業は当社まで是非問い合わせいただきたい。

個体の特徴からランダムなシリアル番号を発行　デモ動画

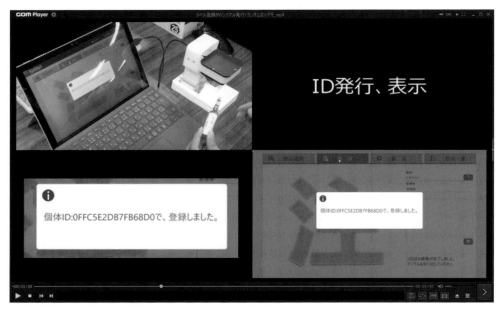

第3図　人工物メトリクスからランダムなシリアル番号の発行

参考文献

1) 経済開発協力機構：「Global Trade in Fakes A Worrying Threat（2021年6月）
   https://www.oecd.org/publications/global-trade-in-fakes-74c81154-en.htm
2) 特許庁　模倣品対策室："2020年度模倣被害実態調査"
   https://www.jpo.go.jp/resources/statistics/mohou_higai/document/index/0200.pdf

┌─ 筆者紹介 ─┐

牧野 智成・登 真良
　シヤチハタ㈱
　新規事業部
　〒492-8102　愛知県稲沢市子生和神明町37
　TEL：0587-24-6397　FAX：0587-24-6376
　E-mail：auth@ngy.shachihata.co.jp
　URL：https://www.shachihata.co.jp/
　　　products/samp/index.php

重さを指標とした医療現場の在庫管理と業務効率化

㈱スマートショッピング

星ノ谷 磯子・三谷 沙保里

◉ はじめに：重量識別を使用したスマートマットの製品概要

　当社は、IoT重量計を使用した在庫管理DXソリューション「スマートマットクラウド」を開発・販売している。本稿ではスマートマットクラウドのハードウェアとソフトウェアの概要と、重量識別によるリアルタイム実在庫のメリット、重量管理と医療用医薬品バーコードを組み合わせた今後のスマートマットクラウド改良や新プロダクト開発の展望について述べる。

◉ ハードウェア概要：ものの重さでリアルタイムの在庫を計測

　スマートマットクラウドは重量センサを組み込んだマット型のIoT機器「スマートマット」を利用し、リアルタイムで在庫の重量計測を行う。

　具体的には、ユーザーがスマートマットの上に管理したい物品を置くと、スマートマットが自動でその重さを検知し、クラウドへ自動で送信している。クラウド上では重量から数量が割り出され、在庫数として自動記録される仕組みだ。

　あらかじめ設定してあった量より在庫が減った場合は、スマートマットクラウドはユーザーにアラートを送信し、補充タイミングであることを通知する。ただ通知するだけでなく、あらかじめ登録してあるメールやFAX、オンライン経由にて、最適なタイミングで自動発注することも可能である。

　つまりユーザーは到着した物品をスマートマットに載せるだけで、棚卸・在庫管理・発注を自動化することができる。

　在庫管理というと消費によって減少していく物品の補充を連想するのが一般的かもしれない。しかしスマートマットによる重量管理ならば、時間とともに増えていく物品量の遠隔監視も可能である。巡回の工数をかけることなく、アラートによって満量になる前にタイミングよく回収できる機能で、病院や介護現場においては、使用済みのリネン管理等に活用されている。

◉ ソフトウェア概要：在庫数や消費量を見える化し遠隔管理を実現

　スマートマットクラウドの管理画面はWEBブラウザを通じて、物品がいくつあるのかを一元管理できる。重量計測のため、目視での残量確認が難しい液体や粉末、数量の多い部品であっても在庫量を即座に数値化し、正確に管理する。管理画面に接続できる端末はアカウントによって限定されていない。インターネット接続されているPC・スマートフォン・タブレットのいずれからもアクセスが可能である。

　スマートマットクラウドの管理画面は在庫量だけでなく、Wi-Fiの通信状況やスマートマ

ットデバイスの電池残量も表示する。在庫の動きを折れ線グラフで表示する「グラフ表示機能」は、高い頻度で消費している在庫・滞留している在庫を識別できるため、在庫の状況を見て発注量を調整することに役立つ。また入出庫実績から適切な発注点を算出し示唆する、最適閾値示唆機能も実装している。

　クラウドで保存されているデータは、API、CSVで簡単に連携できる。RPAをはじめとする既存のシステムと併用が可能であり、連携実績も豊富である。

　病院・クリニックでは、仕事を中断して発注のために倉庫まで在庫を見に行く作業にスタッフが日常的に多くの時間を取られている。しかし現物を見に行くのは当たり前と受け止められていて、意識されることはあまりない。

　スマートマットクラウドを導入し管理画面の活用によって確認のために倉庫へ移動する必要がなくなってはじめて、「現物を見に行く」という作業自体が、診療の効率と質の両面でマイナスの影響を与えていたことに気がついた、という声は少なくない。診療と並行して移動し在庫チェックを行っていた医療スタッフの負担を大幅に軽減し、診療に集中できる環境作りに役立っている。

● 目で見て手で数えるアナログ管理からの脱却：
　　理論在庫管理から実在庫管理へ

　スマートマットを使った重量管理の強みは、リアルタイム実在庫管理の実現にある。

　電子カルテや自動支払機などDXへの取り組みが進んでいる病院であっても、在庫管理については、発注ノートやホワイトボードを使った管理、つまり目視と手動による在庫確認をおこなっている施設がまだまだ多い。

　一般的なWMS等の在庫管理システム上の在庫データは定期的な実地棚卸、つまり目視で現物を数え、手動で入力することによって作成されている。

　在庫管理のDX化が他の業務よりも遅れている背景には、システム上に在庫データを作成するために、目視による棚卸やバーコードの読み込みといった人の手による膨大な作業が必要となることがあった。実地棚卸による在庫データは、数え間違いなどの人的ミスや入力するまでのタイムラグの影響によって、実際の在庫数と乖離するリスクを常に負っている。

　システムを入れても結局実地棚卸から解放されない、正確な管理もできない、という病院やクリニックのジレンマを解消するのが、重量識別によるリアルタイム実在庫管理である。

● リアルタイム実在庫管理の効果と事例

　重量識別を利用したスマートマットは、リアルタイムで今ある在庫を「自動で計測し、即データを自動記録」する。この管理方法では従来の現場スタッフが担っていた棚卸負担・入力負担をすべて解消し、データの信憑性を担保することができる。

　医療において診療に必要な医薬品や医療材料の欠品は、クリティカルなミスとなる。品薄に気づくのが遅れた場合は、採算が合わなくても物品を緊急で調達することが多い。急な欠品補充の対応が原因で、現場が混乱し診療に影響が出るケースもある。一方で実在庫を元にした重量管理ならば、タイミングを見誤ることなく品薄の在庫に発注がかかり、欠品を回避

することができる。その点においてスマートマットクラウドは導入済みの病院・クリニック・介護施設より高い評価を受けている。

　スマートマットクラウドの活用のメリットは棚卸・在庫管理・発注という業務のデジタル化や業務効率化にとどまらない。病院・クリニックの在庫管理は、残数を数え少なくなったら発注をかけるという単純な定例業務が中心であるが、比較的職務経歴が長くリーダー的存在のスタッフにその業務が集中する傾向を持っている。

　これは手動で在庫管理をする場合、発注タイミングの見きわめに、院内で使用する物品ごとに消費スピードやリードタイムについての知識が必要なためである。単調かつ膨大な業務負担が特定のスタッフに継続的にかかる仕組みは、これまで医療現場にとって貴重な人材の隠れた離職原因となっていた。

　重量識別技術による在庫管理の自動化は、経験豊かなスタッフの働き方改革・離職の予防・採用や研修のコスト圧縮という大きな副次的な効果をもたらす。この点においてスマートマットクラウドは単なる在庫管理のデジタル化ツール以上の役割を果たしていると言える。

　リアルタイム実在庫データの活用で、価値あるアウトプットを出せるようになった事例も紹介したい。スマートマットクラウドを導入したクリニックでは、自動で蓄積される自院の消費データが手に入ったことによって、「何をどれだけ買うか」という経営判断を下すスピードが加速したという。院内の医療材料の動きを即時に把握し、主体的に購入の内容を決められるようになったことのメリットを実感している、との声が届いている。

◉ 重量管理と医療用医薬品バーコードの可能性
在庫の固有情報を管理したいというニーズに対応

　スマートマットクラウドは欠品回避・在庫管理効率化という目的においては、現在の機能で導入先から高い評価を得ている。医療現場からのさらなるニーズに応えるため、現在開発を急ピッチで進めている機能について紹介したい。それは在庫の使用期限管理・ロット番号の管理機能である。

　医療における在庫管理では、医薬品・医療材料は数量と合わせ、使用期限とロット番号をも管理することが基本である。

　病院では入出庫の際には数量とともに物品1点1点ごとに使用期限・ロット情報を記録している。物品の品質を保ち、廃棄ロスを減らすために、払い出しや使用の際には先入れ先出しの徹底につとめること、発売元からリコール対象品の回収が発生した時にもれなく対応し、医療の安全性を確保することがその目的である。

　かねてから使用期限とロット番号については別途管理が発生するため、病院・クリニックより機能開発の要望をいただいていた。また医療業界にとどまらず、使用期限がある在庫、トレーサビリティ管理が必要な在庫を扱う製造業、飲食業、サービス業の在庫管理においても、期限管理とロット管理はニーズの高い機能である。

◉ スマートマットクラウドアプリがもたらす脱ラベル管理

　現在開発を進めているスマートマットクラウドアプリ「SMC Handy App」の機能につい

て説明したい。スマートフォンにダウンロードできるスマートマットクラウド専用アプリ上で医療用医薬品や一部医療材料に表示を義務付けられているGS-1コードを読み込むことで、スマートマット上の在庫の使用期限とロット番号データを取得、記録し管理できる。このスマートマットクラウドアプリ機能のリリースは2023年初夏を予定している。

　アプリ機能の実装によってスマートマットクラウドは期限管理やロット管理の機能が強化される。これによって医療現場での負荷の高い在庫管理目的でのラベル運用を省略し、入出庫管理業務を大幅に省力化できるようになる。

　中規模以上の病院でSPD業者に院内物流を委託している場合、もしくは院内物流管理システムや医薬品発注システムを使って在庫管理をする場合、使用期限とロット番号を厳密に管理をするため、情報をバーコード印刷したラベルを1点ごと物品に貼り付けて管理を行っているケースが多い。

　SPD部門によるラベルを使った在庫の入出庫管理は、一般的に以下のようなフローで実施されている。

　在庫を中央倉庫から各部門に払出しをする場合は、SPD部門では目視で在庫とラベルを突き合わせてから、使用期限やロット番号が印字されたラベルを貼り、データをスキャンしてから院内配送にのせる。

　払出先である部門別倉庫では、使用時に在庫に貼られたバーコードラベルをはがして集め保管し、SPD部門は定期的に部門を巡回して、ラベルを回収する。回収されたラベルデータをスキャンして消費された在庫を確定した後、SPD部門は補充の発注を実施する。

　SPD部門では物量が多い日には、入出庫業務として1日1,000枚以上のラベルの読み取りが発生している。ラベルを使った入出庫管理は、中央倉庫に在中しているSPDスタッフ、払出先の看護師をはじめとする医療スタッフ双方の負担となっている。

　医療材料のラベル管理を実施していない病院においても、在庫の先入れ先出しは要求される。その場合、現場の医療スタッフによる目視の確認によって、できる範囲での管理をしていることが多い。これまでSPDに在庫管理業務を委託していない、バーコードによる管理をしていない小・中規模の病院においても、スマートマットクラウドアプリを活用し、飛躍的に厳密な期限管理とロット管理をすることが可能になる。

◉ ジャストインタイムの思想に従った新プロダクト

　さらに当社では、製造業向けに何の在庫がどこにどの程度あるのか、製造工程での在庫の流れを完全に見える化するジャストインタイムの思想に従った新しいプロダクトを開発中である。現在スマートマットクラウドはスマートマット単位で在庫を管理しているが、将来的にはスマートマット同士が在庫情報を自動で受け渡しをするようになり、スマートマットクラウドだけで、棚卸・在庫管理・発注だけでなく、工程管理も完結させる、という構想がある。どの部門にどの在庫がいくつあるのかをスマートマットが計測し、自動で社内発注する仕組みで、製造業だけでなく医療分野の入出庫管理にも応用が効くプロダクトとなる予定だ。スマートマットクラウドは今以上に医療現場の作業効率化と病院の利益最大化に貢献する予定である。

これまで需要予測を立て、欠品リスクを回避するために多めに在庫を持つことの繰り返しが、事業所のキャッシュフローを悪化させてきた。各部署にスマートマットを設置し在庫を載せるだけで、リアルタイムかつ全自動で院内の在庫の流れを可視化できる。各部門が「必要な時に必要なだけ」在庫を調達することで、院全体の在庫量を圧縮できる。

◎ おわりに

　現在の社会ではものの流れは完全には見える化されておらず、そのことが原因で現場にさまざまな淀みが発生している。医療現場も例外ではなく、在庫切れの不安から必要以上の量を発注し過剰在庫が発生する、入出庫管理を正確にするために高頻度の棚卸を実施し、その作業負担でスタッフが疲弊している等の課題を抱えている病院やクリニックは非常に多い。

　当社は「ものの流れを超スマートに」という事業ビジョンを掲げ、社会全体のものの流れを変革しようとしている。当社の事業はものの流れを完全に見える化することで、在庫管理にまつわるあらゆる淀みの解消を目指す。

　これまでスマートマットクラウドは、単一のプロダクトの「ものの重さで在庫を数える」というシンプルな仕組みで、多くの業種の棚卸と発注を省力化してきた。

　今後はユーザーに理解されやすい「ものの重さで管理」する仕組みはそのままに、業種ごとに高度化・多様化した在庫管理のニーズに応える機能を持つマルチプロダクトの開発を進めていく。現在世の中にあふれる情報を集めるだけのIoT、記録するだけのIoTと一線を画し、真の意味での在庫管理DXを実現していく。

　GS-1コードを活用したスマートマットクラウドアプリによる使用期限管理・ロット管理はマルチプロダクト戦略のスタートとなる。複雑なものの流れを正確に管理するために大きな労力をかける、という院内物流の常識を大きく変革していきたい。

筆者紹介

星ノ谷 磯子・三谷 沙保里
㈱スマートショッピング
マーケティング本部

事例編

電子化された添付文書閲覧のための医薬品 GS1 データバー

網走厚生病院

佐藤 弘康

はじめに

　医薬品の添付文書とは、用法用量、その他の仕様および取り扱い上の必要な注意等について記載した文書であり、「医薬品、医療機器等の品質、有効性及び安全性の確保等に関する法律」(以下、薬機法。以前は「薬事法」)により医薬品そのもの、または容器や被包に記載や添付することが求められている。この添付文書は、医薬品の製造販売承認時に初版が作成され販売開始時に医薬品に添付されるが、そこに記載される情報は不変ではなく、医薬品の承認以降も適応症や用法用量の追加、副作用や相互作用が追加等、必要に応じて改訂される。そのため、医療用添付文書を主に利用する医師・薬剤師等の医療従事者は、最新の添付文書の情報に基づいて判断・行動をすることが求められる。

　一方、医薬品製造時に印刷された添付文書が添付され、工場出荷、流通、医療機関への納品されたのち、既存在庫が消尽してその医薬品の箱が開封され封入されている添付文書を医療従事者が目にするまでには、非常に大きなタイムラグが存在する。医療機関において医薬品を使用するタイミングでは、封入されている添付文書の情報は古く、すでに添付文書が改訂されている事例も少なくない。例えば、2021年2月に販売開始された新型コロナウイルスワクチンの一つである「コミナティ筋注®」は、2023年1月時点の最新版添付文書は第20版であり、2年弱の期間に19回改訂されている。ほぼ毎月のように添付文書の情報が改訂されていることがわかる。

　このような背景から添付文書情報のタイムラグの解消を目的として、2021年の薬機法改正において添付文書の電子化が法制化された。2021年8月から2年間の猶予期間が設けられ、現在、添付文書の電子化が進められ、医薬品の個装箱への紙媒体の添付文書の添付・封入が廃止されつつある。紙媒体の添付文書の廃止は、近年のSDGsの考え方に伴う紙資源の節約も副次的な効果として期待されている。

電子化された添付文書へのアクセスの仕組み

　本稿で紹介する「電子化された添付文書」(以下、電子添文)とは、製薬企業により独立行政法人医薬品医療機器総合機構(以下、PMDA)のサーバに登録されるPDF形式の添付文書のことを言う。これまで医薬品の個装箱に同梱されていた紙媒体の添付文書がそのままPDF化されたものであり、PDF形式の添付文書は以前よりPMDAのホームページ上に公開され利用可能であった。PMDAのホームページ上では、HTML形式やXML形式の添付文書情報も公開されているが、今回薬機法改正において法制化されたアクセス方法では、HTML形式やXML形式の添付文書情報にたどり着けない。

　電子添文へのアクセス方法としては、以前より表示されている医薬品バーコード(GS1デ

ータバー）が用いられる。GS1データバーは、医薬品取り違え防止等を目的として、2016年9月の厚生労働省通知「医療用医薬品へのバーコード表示の実施について」において、医薬品の各種包装に表示が求められるようになったバーコードであり、調剤包装単位（医薬品を包装する最小の包装単位、いわゆるPTPシートやアンプル等）、販売包装単位（医薬品を販売する最小の包装単位、いわゆる個装箱）、元梱包装単位（販売包装単位を複数梱包した包装単位、いわゆる段ボール箱）のそれぞれに表示されるようになった。医薬品へのGS1データバーの表示率については毎年調査され、GTINと呼ばれる商品コードについては、2016年にはほぼすべての医薬品に表示されるようになっている。医薬品のバーコード表示に関する厚生労働省通知は、その後複数回改正され、現在では販売包装単位については、商品コードだけでなく、有効期限や製造番号等の表示も必須表示となっている（第1表）。

第1表　医療用医薬品の各種包装へのバーコード表示の対象

医療用医薬品の種類	Ⅰ）調剤包装単位			Ⅱ）販売包装単位			Ⅲ）元梱包装単位			
	PTPシート、バイアル等			PTPシートを10枚収納した箱等			販売包装単位である箱が10箱入った段ボール箱等			
	商品コード	有効期限	製造番号又は製造記号	商品コード	有効期限	製造番号又は製造記号	商品コード	有効期限	製造番号又は製造記号	数量
①特定生物由来製品	◎	◎	◎	◎	◎	◎	◎	◎	◎	◎
②生物由来製品	◎	○	○	◎	◎	◎	◎	○	○	◎
③注射薬	◎	○	○	◎	◎*	◎*	◎*	◎*	◎*	◎*
④内用薬	◎	○	○	◎	◎*	◎*	◎*	◎*	◎*	◎*
⑤外用薬	◎	○	○	◎	◎*	◎*	◎*	◎*	◎*	◎*

注1：「◎」は必ず表示するもの（必須表示）、「○」は必ずしも表示しなくて差し支えないもの（任意表示）
注2：「＊」については、平成33年4月以降（ただし、特段の事情があるものについては平成35年4月以降）に製造販売業者から出荷されるものに必ずバーコード表示

（出典：厚生労働省 医薬品・医療機器等安全性情報 No.337（2016年10月）より引用）

　この医薬品の各種包装に表示されたバーコードをスマートフォン等で読み取ることにより、PMDAのホームページ上の電子添文へアクセスできる。読み取るためのアプリ「添文ナビ」は、無償で提供されており、Apple及びAndroidの各公式ストアよりダウンロードが可能となっている。添文ナビは、読み取ったGS1の商品コード（GTIN）の前後に文字列を付与しURLとする単純な仕様となっており、PMDAのサーバ上でそのURLを該当する医薬品の電子添文のURLにリダイレクトすることにより、目的の電子添文が表示される。このリダイレ

クトの仕様は公開されているため（第1図）、パソコンに接続されたバーコードリーダーで同様に電子添文へアクセスしたり、オリジナルのアプリ開発をすることも可能となっている。

```
リダイレクトページの URL 仕様
●電子化された添付文書を直接閲覧するためのリダイレクトページ
URL:https://www.pmda.go.jp/PmdaSearch/bookSearch/01/{GTIN14}
●関連文書一覧を閲覧するためのリダイレクトページ
URL:https://www.pmda.go.jp/PmdaSearch/rdSearch/01/{GTIN14}?user=1
●（医療用医薬品のみ）一般の方向けの関連文書一覧を閲覧するためのリダイレクトページ
URL:https://www.pmda.go.jp/PmdaSearch/rdSearch/01/{GTIN14}?user=2
```

第 1 図　医薬品バーコードの商品コード（GTIN）から電子添文へアクセスするための仕様
（出典：PMDA 外箱の符号からのリンクに関する技術的情報 https://www.pmda.go.jp/files/000240415.pdf より引用）

　また、上図のとおり、このリダイレクトの仕組みを利用して、医薬品バーコード読み込み時の生成URLの末尾に"?user=1"あるいは"?user=2"を付加することにより、電子添文だけでなく医療従事者向けの関連文書（user=1）や一般の方向けの関連文書（user=2）にアクセスすることも可能となっており、今後の活用が期待される。

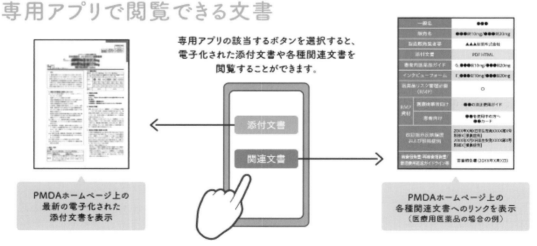

第 2 図　電子添文へアクセスする専用アプリ「添文ナビ」の基本操作
（出典：厚生労働省 医薬品・医療機器等安全性情報 No.382（2021 年 4 月）より引用）

　改正薬機法では、これまでの紙媒体の添付文書の代わりとして電子添文の閲覧が可能となることが求められており、法制化された対象は販売包装単位に表示されたGS1データバーからアクセスできることである。しかしながら、製薬企業が調剤包装単位や元梱包装単位のGS1の商品コードを電子添文と紐づけて登録することにより、PTPシートやアンプル等の調剤包装単位に表示されたバーコード等からでも電子添文へアクセス可能な仕組みとなっている。著者らの調査では、実際にほとんどの医薬品で調剤包装単位からアクセス可能であるこ

とが確認されている。患者の居宅において服用している内服薬に表示されているバーコードや入院患者のベッドサイドでこれから投与しようとしている注射薬のバーコードから添付文書情報へアクセスできることは、これまであり得なかったことであり、今後、医療従事者にデジタル・トランスフォーメーションを起こす可能性がある。

　一方で、商品コードは販売を行う会社を変更した場合は付番しなおすこととされており、医薬品が販売移管されると移管された日をもってPMDA上の登録も移管先の新商品コードとなる場合がある。この場合、薬局の棚や患者の手元などには移管前の有効期限内の医薬品が存在しているが、その医薬品バーコードから電子添文へアクセスすることができなくなる。我々の調査では、このような事例が複数確認されており、市場に流通している期間は、旧商品コードからでも電子添文へアクセスできる仕組みが必要と考える。

◉ おわりに

　添付文書の電子化は、2年間の猶予期間が満了する2023年8月までにすべての医薬品において実施される予定である。すでにほとんどの医薬品において、その商品コードから添文ナビを用いた電子添文へのアクセスが可能となっており、紙媒体の添付文書の同梱廃止も同時に進められている。今後、電子添文が多くの医療従事者に活用されることで、最新の添付文書情報に基づく判断が行われるようになることが期待される。また、調剤包装単位に表示された医薬品バーコードから添付文書情報や関連文書にアクセスできるようになることで、様々な場面での利便性向上も期待される。

　一方で、表示される添付文書情報が二次利用性の高くないPDF形式であること、添文ナビの主な利用場面と想定される医療機関内におけるネットワーク環境の問題や業務用デバイスがないなどの問題があり、今後、優良活用事例とともに課題についても医療現場から発信していくことが重要であると考える。

筆者紹介

佐藤 弘康
　JA北海道厚生連　網走厚生病院
　薬剤科
　上級医療情報技師および医薬品情報専門薬剤師の資格を有する臨床現場の薬剤師である。バーコード、電子処方箋、電子添付文書等に関心があり、複数の論文を執筆する等、調査・研究も行っている。

流通プラットフォームを活用した医薬品管理業務と課題

慶應義塾大学病院

村松　博

● はじめに

　近年、医薬品市場において革新的特殊な医薬品が多く発売されるようになった。その医薬品の特徴は個別化医療に特化しており対象患者が少なく（使用量が少なく）、薬価が高額な医薬品である。これらの医薬品はその特徴から非常に繊細な医薬品管理が必要であり、薬剤師業務の負担になっている。またこれらの医薬品の多くは冷所保管（2〜8℃）で管理するように規定されていることから、使用期限が迫っても返品することが難しく、使用期限を過ぎた場合は廃棄せざるを得ない（病院負担）。これら薬剤師業務の負担、高額医薬品廃棄の問題を解決すべく慶應義塾大学病院薬剤部（以下、当院）では各医薬品卸売業者が扱っている流通プラットフォーム（キュービックス（以下、CBX）およびNOVUMN（以下、NOV））を導入し、高額な冷所保管薬を適切に管理し、薬剤管理の負担軽減と高額医薬品を返品できる体制を整えた。本稿では、その効果と今後の課題について紹介する。

● 流通プラットフォーム（CBXおよびNOV）の比較

　当院に導入した流通プラットフォームの開発背景を六つの項目（RFIDタグ、医薬品適正管理、トレーサビリティ、医療従事者の働き方改革、医薬品費の削減、その他）で比較した（第1表）。ほぼ二つの流通プラットフォームとも開発背景は同じであったが、NOVは医薬品の投与スケジュールを登録することにより、未来の投与日を予測し医薬品管理業務の削減、在庫数の適正化を図ることができる機能を備えている。

　次に各々の特徴を第2表で比較した。大きな違いは2点あると思われる。一つはプラットフォームである。CBXは保冷庫とシステムの一体型になっているが、NOVは既存の冷蔵庫に

第1表　開発背景

比較項目	キュービックス	NOVUMN
RFIDタグ	IoTを活用しRFIDタグを用いてトレーサビリティの確立	IoTを活用しRFIDタグを用いてトレーサビリティの確立
医薬品適正管理	高額医薬品、保冷医薬品の増加	2-8℃管理の高額医薬品の増加　限りある保冷庫スペースの有効活用
トレーサビリティ	厳格なトレーサビリティ、セキュリティ対応	厳格な温度トレーサビリティを管理
医療従事者の働き方改革	医療従事者の働き方改革、タスクシフティングへの対応	個別化医療医薬品の管理を支援する
医薬品費の削減	医療費削減、医薬品ロス削減への対応	病院のキャッシュフロー負担軽減
その他	薬剤師業務の効率化	患者起点の医薬品情報を基に在庫の最適化

専用のケージを入れ管理することができる。前者は新たに冷蔵庫の購入を考えている場合は導入に適していると考えられる。後者は既にある冷蔵庫を有効利用できるメリットがある。もう一つは発注方法である。CBXが管理システムで自動発注するのに対し、NOVは現状自動発注を有していない。

第2表　特徴

比較項目	キュービックス	NOVUMN
プラットフォーム	保冷庫、システム一体型	既存の冷蔵庫に専用のケージを導入
仕様	Cubixx INE70,INE40,INE70R(治験用),myCubixx(在宅版)	NOVUMNシステム機器一式(タッチパネルPC・タッチパネル取り付けキット・スマートケージ4個または6個・LTEルータ・通信機器)
電波	電磁波対象(1W以上)無線局免許必要	低電磁波(250mW以下)携帯電話と同等
管理サービス	・遠隔在庫・品質監視サービス ・セキュリティ・トレーサビリティ管理サービス(RFIDタグによる製品単位の入出庫ログの自動登録) ・在庫リフレッシュサービス ・24時間・365日監視サービス(コールセンターによる管理)	・入庫45日間不動医薬品のアラートメール機能 ・期限切れアラートメール機能 ・最低在庫アラートメール機能 ・通信異常通知メール機能
在庫の自動記録	卸側独自で入庫、返品、交換を行うサービス	入出庫情報自動記録、クラウドを用いての保冷庫内モニター機能
医薬品補充方法 (発注)	定数在庫設定により使用した薬剤、数量を卸により自動で定数まで補充	投与スケジュール登録を利用することにより次回投与予定日の数日前に発注アラートで投与予定を確認。投与の有無により適正本数を発注。スケジュール登録を行わない場合は従来の在庫発注方法に準じる
納品・入庫方法	通常品と別時間に納品。検品後卸側にて入庫作業を実施	通常品と同時。検品後保冷庫前まで輸送時に使用した保冷箱で卸側で移送し病院側にて入庫作業を行う
返品	不動品・未使用品は卸の独自ルールに則り卸側にて自動で行う	入庫してから45日間不動の商品に関して不動品アラートメールにて返品を促し、病院・卸で協議の上、各社返品ルールに則り返品処理を行う。
その他		複数卸が共同利用可能

● 流通プラットフォーム導入による効果

　当院では、2019年4月（テスト運用は2018年4月）からCBX、2021年4月（テスト運用は2020年12月）からNOVを導入した。これら流通プラットフォーム運用開始にあたり、選定基準（第3表）を設け、各流通プラットフォームで管理する医薬品を選定した（第4、5表）。それぞれ約4年、約2年運用した効果を第6表および第7表に示す。CBXで運用した医薬品は処方変更による返品や使用期限が迫り在庫をリフレッシュするなどを行い、年間数百万～一千数百万円の医薬品を返品することができた。この内のすべてが廃棄に繋がったわけではないが数百万円の医薬品の廃棄を防止することができたと考えている。同様にNOVで運用

第3表　流通プラットフォーム導入時の医薬品選定基準

1.	高額医薬品（流通単価3万円以上を目安）
2.	患者数が限られている（年間10例以下を目安）
3.	1回の投与が高額であること（1に該当するものを除き、3万円以上を目安）
4.	使用頻度が非常に限られるが、常に緊急時の備蓄として在庫を持つ必要性があるもの

第4表　キュービックス管理医薬品一覧

No	医薬品名	規格・容量	薬価	定数量	合計金額
1	イミフィンジ点滴静注500mg	500mg/10mL/1瓶	413,539	10	4,135,390
2	エムプリシティ点滴静注用300mg	300mg/1瓶	162,612	7	1,138,284
3	エムプリシティ点滴静注用400mg	400mg/1瓶	212,305	3	636,915
4	オプジーボ点滴静注20mg	20mg/2mL/1瓶	31,918	30	957,540
5	オンパットロ点滴静注2mg/mL	8.8mg/4.4mL/1瓶	1,004,358	12	12,052,296
6	カドサイラ点滴静注用100mg	100mg/1瓶	235,820	10	2,358,200
7	カドサイラ点滴静注用160mg	160mg/1瓶	375,077	5	1,875,385
8	ケブザラ皮下注150mgオートインジェクター	150mg/1.14mL/1キット	36,230	15	543,450
9	サークリサ点滴静注100mg	100mg/5mL/1瓶	64,699	6	388,194
10	サークリサ点滴静注500mg	500mg/25mL/1瓶	285,944	5	1,429,720
11	シグニフォーLAR筋注用キット10mg	10mg/1キット(溶解液付)	111,623	1	111,623
12	シグニフォーLAR筋注用キット20mg	20mg/1キット(溶解液付)	196,787	2	393,574
13	シグニフォーLAR筋注用キット40mg	40mg/1キット(溶解液付)	351,593	2	703,186
14	ステラーラ点滴静注130mg	130mg/26mL/1瓶	192,321	15	2,884,815
15	テセントリク点滴静注1200mg	1,200mg/20mL/1瓶	563,917	10	5,639,170
16	テセントリク点滴静注840mg	840mg/14mL/1瓶	446,843	5	2,234,215
17	バベンチオ点滴静注200mg	200mg/10mL/1瓶	195,785	30	5,873,550
18	ヘブスブリン筋注用200単位	200単位/1瓶(溶解液付)	8,855	2	17,710
19	ベンリスタ点滴静注用120mg	120mg/1瓶	16,618	15	249,270
20	ヤーボイ点滴静注液50mg	50mg/10mL/1瓶	419,578	15	6,293,670
21	注射用レザフィリン100mg	100mg/1瓶	345,789	2	691,578

以下、都度発注管理商品一覧　　　　　　　　　　　　　　　定数金額合計　50,607,735

	医薬品名	規格・容量			
	ユブリズナ点滴静注100mg	100mg/10mL/1瓶	10,485,912	都度発注	
	ロイスタチン注8mg	8mg/8mL/1瓶	69,777	都度発注	
	イルミア皮下注100mgシリンジ	100mg/1mL/1筒	486,268	都度発注	

第5表　NOVUMN 管理医薬品一覧

※薬価は設定当時の薬価金額

No	医薬品名	規格・容量	薬価	定数量	金額合計
1	アウドラザイム点滴静注液2.9mg	2.9mg/5mL/1瓶	100,454	12	1,205,448
2	イラリス皮下注射液150mg	150mg/1mL/1瓶	1,526,075	1	1,526,075
3	エラプレース点滴静注液6mg	6mg/3 mL/1瓶	399,362	4	1,597,448
4	クリースビータ皮下注10mg	10mg/1瓶	304,818	1	304,818
5	クリースビータ皮下注20mg	20mg/1瓶	608,282	1	608,282
6	ザルトラップ点滴静注100mg	100mg/4mL/1瓶	70,854	3	212,562
7	スキリージ皮下注150mg シリンジ	150mg/1 mL/1筒	474,616	5	2,373,080
8	スキリージ皮下注75mg シリンジ	75mg/0.83mL/1筒	243,807	6	1,462,842
9	ゾレア皮下注75mg シリンジ	75mg/0.5mL/1筒	14,812	2	29,624
10	タイサブリ点滴静注300mg	300mg/15mL/1瓶	230,345	5	1,151,725
11	ダラキューロ配合皮下注	15mL/1瓶	445,064	10	4,450,640
12	トーリセル点滴静注液25mg	25mg/1瓶	133,480	2	266,960
13	バビースモ硝子体内注射液120	28.8mg/0.24mL/1瓶	163,894	5	819,470
14	ビーリンサイト点滴静注用35μg	35µg/1瓶	285,961	4	1,143,844
15	ファブラザイム点滴静注用35mg	35mg/1瓶	617,090	4	2,468,360
16	ファブラザイム点滴静注用5mg	5mg/1瓶	109,376	9	984,384
17	ベオビュ硝子体内注射用キット	120mg/1mL/キット	138,725	2	277,450
18	ベクティビックス点滴静注100mg	100mg/1瓶	79,165	6	474,990
19	ベクティビックス点滴静注400mg	400mg/1瓶	301,476	3	904,428
20	ポテリジオ点滴静注20mg	20mg/1瓶	171,219	6	1,027,314
21	ボライビー点滴静注用140mg	140mg/1瓶	1,364,330	1	1,364,330
22	リサイオ点滴静注液100mg	100mg/1瓶	193,331	4	773,324
23	リプレガル点滴静注液3.5mg	3.5mg/1瓶	271,602	4	1,086,408
24	注射用フィルデシン1mg	1mg/1瓶	4,073	5	20,365

定数金額合計　26,534,171

第6表　キュービックス運用における返品実績一覧

年度	月	商品名	規格・容量	薬価	数量	合計金額	返品理由
2019年度	4月	エムプリシティ点滴静注用300mg	300mg/1瓶	160,696	2	321,392	在庫リフレッシュ
	5月	ケブザラ皮下注200mgシリンジ	200mg/1.14mL/1筒	59,120	18	1,064,160	処方変更による返品
	3月	ロイスタチン注8mg	8mg/8mL/1瓶	73,440	5	367,200	在庫リフレッシュ
合計					合計	1,752,752	
2020年度	8月	ヌーカラ皮下注用100mg	100mg/1瓶	179,269	12	2,151,228	処方変更による返品
	12月	ケブザラ皮下注150mgオートインジェクター	150mg/1.14mL/1キット	37,152	5	185,760	処方変更による返品
	12月	ジフォルタ注射液20mg	20mg1mL/1瓶	91,292	3	273,876	処方変更による返品
	1月	カドサイラ点滴静注用160mg	160mg/1瓶（溶解液付）	375,077	2	750,154	在庫リフレッシュ
	1月	カドサイラ点滴静注用160mg	160mg/1瓶（溶解液付）	375,077	2	750,154	在庫調整
	1月	ロイスタチン注8mg	8mg/8mL/1瓶	72,706	5	363,530	在庫リフレッシュ
	3月	ロイスタチン注8mg	8mg/8mL/1瓶	72,706	5	363,530	処方変更による返品
合計					合計	4,838,232	
2021年度	4月	ジフォルタ注射液20mg	20mg/1mL/1瓶	91,292	2	182,584	処方変更による返品
	7月	オプジーボ点滴静注20mg	20mg/1瓶	36,063	16	577,008	在庫調整
	7月	オプジーボ点滴静注240mg	240mg/1瓶	413,990	20	8,279,800	在庫調整
	8月	ステラーラ点滴静注130mg	130mg/1瓶	193,123	15	2,896,845	在庫調整
	9月	アコアラン静注用600	600国際単位/12ML/1瓶	32,506	5	162,530	在庫リフレッシュ
	12月	ヘブスブリン筋注用200単位	200単位/1瓶	¥8,855	2	17,710	在庫リフレッシュ
	3月	ケブザラ皮下注150mg	オートインジェクター1本	37,152	5	185,760	処方変更による返品
	3月	注射用レザフィリン100mg	100mg/1瓶	364,562	2	729,124	処方変更による返品
	3月	ヤーボイ点滴静注液50mg	50mg/10mL/1瓶	493,621	11	5,429,831	処方変更による返品
合計					合計	18,461,192	
2022年度	4月	シグニフォーLAR筋注用キット10MG	10mg/1キット（溶解液付）	111,623	1	111,623	処方変更による返品
	6月	エムプリシティ点滴静注用400MG	400mg/1瓶	212,305	5	1,061,525	在庫リフレッシュ
					合計	1,173,148	

※薬価は返品当時の薬価金額、状況により登録医薬品の変更あり

第7表　NOVUMN 運用における返品実績一覧

年度	月	商品名	規格・容量	薬価	数量	合計金額	返品理由
2021年度	1月	ゾレア皮下注75mgシリンジ	75mg/0.5 mL/1筒	14,812	4	59,248	処方中止による返品
	2月	リプレガル点滴静注3.5mg	3.5mg/1瓶	372,665	21	7,825,965	販売移管時、在庫調整
	3月	ビーリンサイト点滴静注用35ug	35μg/1瓶	286,336	3	859,008	在庫調整
	3月	ザルトラップ点滴静注100mg	100mg/4mL/1瓶	74,148	3	222,444	処方中止による返品
	3月	ファブラザイム点滴静注用35mg	35mg/1瓶	642,385	2	1,284,770	在庫調整
合計					合計	10,251,435	
2022年度	9月	ゾレア皮下注75mgシリンジ	75mg/0.5 mL/1筒	14,812	2	29,624	処方中止による返品
					合計	29,624	

した医薬品も数百万円廃棄を防止することができ、高額医薬品の適切な管理が可能になった。
　一方、これら流通プラットフォームの開発背景にもある「医療従事者の働き方改革（業務の効率化）」が推進できたか第8表に示す。「5医薬品払出業務」および「6医薬品返却業務」については冷蔵庫から出し入れする際に発生する入力作業や事前の投与スケジュール登録作業が発生するため業務時間は増えたものの、その他の項目については業務削減につなげることができた。特に「1オーダー確認業務・処方動向調査」の業務が大きく削減されたのが、

業務の効率化（削減）に貢献したと思われる。

　また、NOVの大きな特徴である投与スケジュール登録による発注アラート機能を実際に使用した結果を第1図に示す。2022年3月から10月にかけて二つの医薬品（イラリス点滴静注とリプレガル点滴静注）について投与スケジュール登録を行い、適正な在庫数を維持できるか検討した。開始当初は必要最小限まで在庫数が減少するものの、患者の容態変化などによる投与中止により、徐々に在庫数は増加した。最終的には担当者による在庫調整が必要となる結果となった。この原因は投与情報（投与中止・変更等などの実施情報）を部門システムや電子カルテから反映させる仕組みがないと適切な投与スケジュール登録機能は活用できないことがわかった。一方で副作用が少なく、定期的に投与できる医薬品は実施情報がなくても、有効に活用できるのではないかと考えられた。

第8表　業務効率化の比較

業務	キュービックス 平均削減時間（分/日）	NOVUMN 平均削減時間（分/日）
1　オーダー確認業務・処方動向調査	20	45
2　医薬品発注業務	3	5
3　検品業務	3	±0
4　品質管理業務 （温度確認　期限チェック等）	15	10
5　医薬品払出業務	▲2	▲3　（入力作業追加のため）
6　医薬品返却業務	▲1	±0
8　返品業務	10	10
計	50	67

卸が扱っている医薬品の違い、品目数で変化がある可能性があり。
当院においては現時点では変化なし。しかし、投与スケジュール機能が有効活用されれば違いがでてくると予想される。

どちらも1日当たり1時間程度の業務削減効果が見込まれた

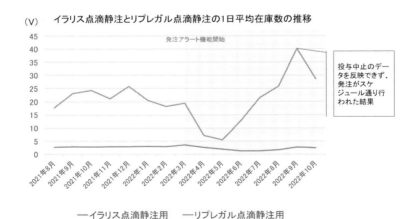

第1図　NOVUMN の投与スケジュール機能の検証

医薬品流通のあるべき姿を実現するために

　医薬品は原料調達業者から製薬企業、医薬品卸、病院・薬局、患者まで一気通貫したトレーサビリティ管理が理想である。だが現状は各業種で途切れ途切れになっており、まだ理想には届いていないのが現状である。今回の流通プラットフォームの導入により医薬品卸から薬剤部へ払い出されるまでの温度管理は強化することができた。今後は医薬品卸、病院・薬局、患者までのトレーサビリティ管理ができるように薬剤師が中心になって病院全体で対応しなければならない。

　医療機関内においては、患者の体調変化による急な投与中止などの理由で、一度医薬品が室温環境下に払い出されたのち、返却されるケースがある。患者への安全な医薬品投与のため、疑似冷所保管注射薬を用い、室温環境下における規定温度保持時間の調査を行い、室温環境下における冷所保管医薬品が適切に取り扱える時間を検討した。本調査ではバイアル（ガラスまたはプラスチック）に試験液（エチレングリコールまたは水）を10mL充填し疑似注射薬としたものをそれぞれ3、4、5℃に冷却し、15、20、25、30℃のいずれかの温度で加温した際にどのくらい規定温度を保持できるかを確認した。その結果、室温環境下での冷所保管薬の取り扱いは約20分以内に行うことが妥当と考えられた。本結果は臨床現場で取り扱う一つの目安になると思われる[1]。

おわりに

　現状、医療機関から患者に処方された医薬品の品質管理・温度管理は患者に依存しており必ずしも適正な管理がなされているとは限らない。今後は医療機関から患者までの流通管理

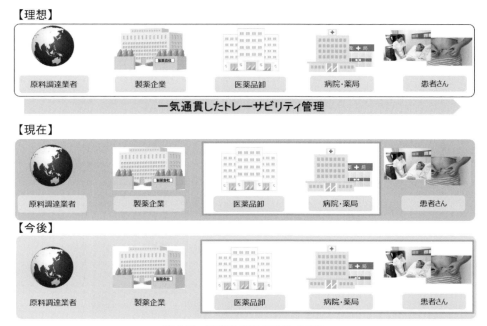

第2図　医薬品流通のあるべき姿

もしくは、医薬品卸から直接患者宅への流通をさらに発展させた流通管理プラットフォームを、実現することで患者宅までの保管状況を把握・管理できる仕組みを構築していく必要がある。現状ではRFID技術の活用は高額冷所薬のみを対象に管理しているが、将来的には製薬企業から患者まですべての医薬品においてRFID技術を使った流通管理、品質管理を行うことのできる一元的トレーサビリティの実現に向けて製薬企業、医薬品卸、医療機関が協力して実現させていかなければならない。

　また、その一元的トレーサビリティの実現までの間に製薬企業には冷所保管での使用期限だけでなく、室温保管時の使用期限もしっかり掲示していただくことを望む。特に今後のバイオ後発品開発時には「室温保管時の使用期限」の掲示を期待したい。最後に流通プラットフォームの統一と、実施情報との連携でより正確で便利な流通プラットフォームを各医療機関が活用することができる。ここまできて流通プラットフォームとしての目的を達成したことになるのではないだろうか。

参考文献

1) 百瀬麻子、丹　勝弘、安藤井達、木村元範、村松　博：室温環境下における疑似保冷注射薬の規定温度保持時間の調査、第29回日本医療薬学会講演要旨集、p27

　　　　　　　　　　　　　　　　　　　　　　　筆者紹介

村松　博
　　慶應義塾大学病院
　　薬剤部

病院薬局のシステム運用における医薬品包装の課題

（地独）市立大津市民病院
山中　理

◉ はじめに

2024年4月から適用される予定の「医師の働き方改革」。それに伴い厚生労働省医政局は、令和3年9月30日付で「現行制度の下で実施可能な範囲におけるタスク・シフト／シェアの推進について」を各都道府県知事宛に通知を行っている[1]。医師の働き方改革を実現するため、薬剤師数を増員させることで対応することは手段の一つであるが、職場の人員定数や薬剤師の地域偏在により、増員が困難である場合が往々にして存在する。このような状況下において、次の手段となるのが、薬剤師業務のタスク・シフト／シェアである。薬剤師業務を薬学的専門知識の必要なコア業務、それほど必要ではないノンコア業務に分け、ノンコア業務については薬剤補助員へタスク・シフト／シェアすることによって、薬剤師コア業務時間の確保を行うこととした。

ここで、薬剤補助員として採用する人材は医療に携わっていない場合も多く、カタカナや略語の多い医療用語、診療報酬制度、法律、多職種連携・電子カルテなど幅広い知識に加え、薬剤に関連する同時並行業務の理解を得るには年単位の時間を要する。このような環境下において、安全な医療を確保しつつ効率的かつ効果的にタスク・シフト／シェアを行うためには、システムによるフォローが必要である。今回、薬剤補助員をフォローするシステムの活用場面における包装の課題について解説する。

◉ 薬剤補助員における取り揃えについて

薬剤師法（昭和35年法律第146号）第19条において、医師、歯科医師又は獣医師が自己の処方箋により自ら調剤するときを除き、薬剤師以外の者が、販売又は授与の目的で調剤してはならないことが規定されている。その後、薬剤師の行う対人業務を充実させる観点から、医薬品の品質の確保を前提として対物業務の効率化を図る必要があり、現行法のもと、薬剤師以外の者に実施させることが可能な業務の基本的な考え方が整理された[2]。そこで、薬剤師以外の者が品質の確保を前提とした医薬品の取り揃えを行うにあたり、どのようなリスク因子があるかを整理した。

まず、人がどのように物を認識するかであるが、一般的に名称・形状・色で見分けることが主である。名称については、医薬品はカタカナが多く、日常生活においてもなじみが少ない。次に形状については、内服薬は主に錠剤やカプセル剤、注射剤はアンプルやバイアルとバリエーションは多くはない。さらに色のパターンは、法律により規定されているものも多く、外観は似ている。加えて、加齢による視力の影響ならびに、集中力の持続限界時間や薬効の知識不足なども加わると、業務時間中に常に間違わずに医薬品を取り出すことは、薬剤師でない者のみならず、薬剤師であっても困難を極める。このような環境下において有益と

なるのが医薬品のGS1データーバーである。

● 1錠毎にGS1データーバーが必要な理由

その(1)

　通知上、PTP（press through pack）包装シートや坐剤など連包状のものについては、1連に少なくとも1箇所の特定用符号表示が必要となっている[3]。したがって、一つ一つの錠剤等へのGS1データーバー印刷は網羅されていない。このような環境下において、GS1データーバー読み取りによる医薬品取り揃え間違いを防ぐシステムを運用する場合、錠剤を配置している調剤棚の引き出しにGS1データーバー等を貼付して、認証を行うという方法が考えられる。ここで、保険調剤薬局とは異なり病院においては、患者に払い出された医薬品が投与されなかった場合、返品される。コスト請求を行っていない医薬品が返品された場合、再利用を行うが、服用管理のため[4]必要に応じて1回服用毎に切断されているなど、新品とは異なる状態で返品されることが多い。そのような状態の医薬品を棚に戻す場合、意図とせず本来とは異なる棚に返品される場合がある。よって、棚に貼付したGS1データーバーで認証を行っている場合、間違った医薬品を取り揃えたとしても正しいことになってしまう。したがって、1錠毎にGS1データーバーは必要であり有用である（第1〜4図）。

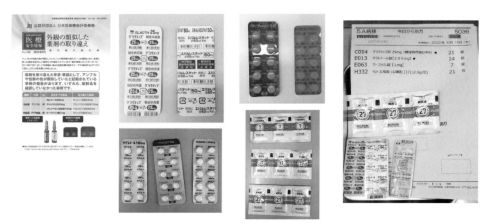

第1図　外見が類似しているものを間違わずに取り出すのは困難

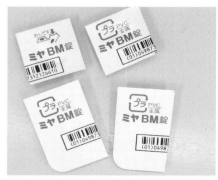

第2図　切断された状態での返品

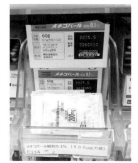 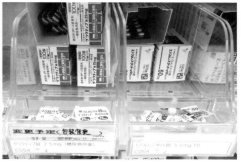 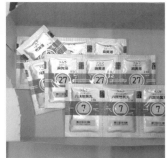

第3図　間違った棚への返品

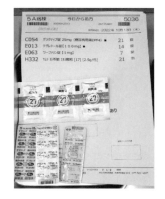 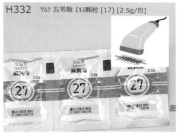 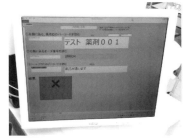

第4図　調剤時の医薬品のバーコード認証

その(2)

　エフィエント錠の用法用量は「〈経皮的冠動脈形成術（PCI）が適用される虚血性心疾患〉通常、成人には、投与開始日にプラスグレルとして20mgを1日1回経口投与し、その後、維持用量として1日1回3.75mgを経口投与する」となっている[5]。販売包装としては現在、20mgは、1シート5錠のPTPシートがある。用法用量から20mg錠は必ず1回あたり1錠のみの払い出しとなるため、認証は5回のうち1回のみとなってしまう（第5図）。

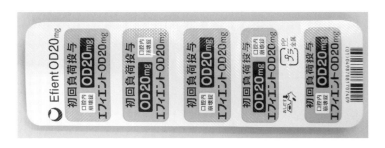

５回に１回しか認証できない

第5図　１回のみ服用薬なのにバーコードは一つ

その(3)

　病棟において、緊急に必要となった場合にすぐ投与できるよう、配置薬というものが存在する。緊急時に使用する医薬品であるため、切断するなどして小分けを行い配置している。使用した後はコスト請求を行うが、コスト請求の入力時、小分けした医薬品にはGS1データーバーがない場合がある。すると、コスト入力時に医薬品名を検索する必要が出てくるが、規格間違いやよく似た名称の医薬品への選択間違いが発生する。したがって、当院ではバーコードを作成し、小分けにした医薬品に貼付して払い出しを行っている。ここで、作成したバーコードの貼付エリアの課題から同様の内容を含んだQRコードも活用している（第6、7図）。

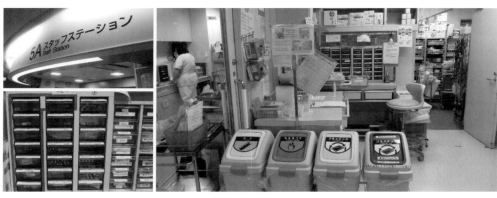

第6図　病棟

１つずつバーコードあり

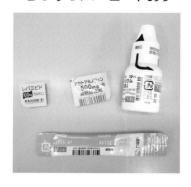

１つずつバーコードなし

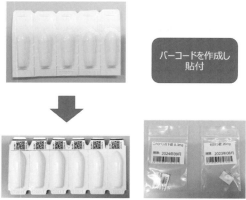

第7図

その(4)

　医薬品は誤飲防止対策のため、PTPは縦もしくは横にのみ切れ込みが挿入されている。　4）その切れ込み毎に切った場合、薬品名が存在せず、医薬品の識別番号（刻印）とGS1データ

ーバーのみという場合がある。現在、GS1データーバーがスマホやタブレット等で読み取ることが可能であれば、添文ナビ等で添付文書を検索し[6]、医薬品を特定することができるが、GS1データーバーが読み取れない場合、刻印のみが手掛かりとなり、医薬品の特定は極めて困難となる（第8図）。

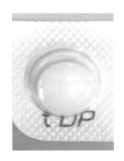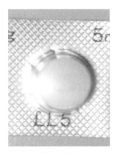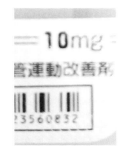

第8図　GS1コードも薬品名も不明

● GS1データーバーの印刷場所

1. 個包装箱・内袋への印刷

　1回服用量ごとに小分けした散剤の分包品の場合、分包品をさらに内袋に入れた包装となっているものがある。内袋自体は調剤時に便利であり、大変よいものであるが、その内袋自体にGS1データーバーが印刷されていない場合がある。内袋の外側からGS1データーバーが判別でき、認証できる場合はまだよいが、GS1データーバーが内側に隠れて判別できない場合や透明袋ではない場合、さらには、防湿対策のため医薬品を銀色の内袋に入っている場合も読み取りができないため、認証のために開封することとなる。したがって、品質の保証を犠牲にしたり、未開封時には不要であった数量確認作業が増加したりすることとなる。また、個包装箱に1本ずつ梱包された軟膏チューブのうち、包装箱の外面にGS1データーバーの印刷はなく、医薬品本体にのみ印刷されている場合がある（第9図）。個包装箱の包装状態からGS1データーバーが見えない場合、認証を行うために個包装箱を開封するという作業が発生する。このように、認証のためにひと手間かかる場合があるため、外袋に調剤包装単位コードの印刷があるのがよい。

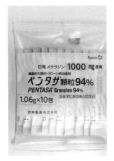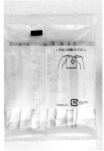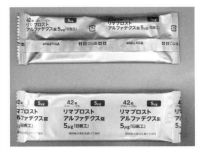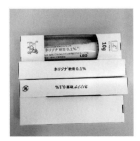

第9図　外袋や個包装の外側にバーコードなし

2. 折れ曲がる場所への印刷

　GS1データーバーがPTPシートに印刷されている場合、シート自体は曲がりにくい素材であるため比較的平面が保持され、読取はスムーズであるが、バッグ製剤や袋製剤など曲がりやすい素材の包装のものが箱に入っている場合、平面が保持されにくい。よって、箱から取り出した時に折れ曲がっていることが多く、そのままの状態では読み取れず手で伸ばす必要がある。したがって、水平な印刷エリアがあれば、折れ曲がらない場所への印刷がよい（第10図）。

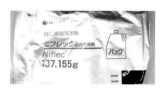
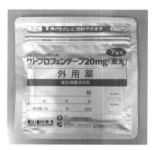
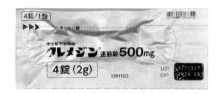
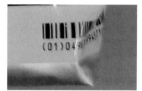

第 10 図　折れ曲がる場所への印刷

3. 帯のかかる場所への印刷

　貼付剤などは、7枚毎に帯にて束ねてある場合があり、その帯の色や幅、位置によってはそのまま読み取れないことがある（第11図）。バーコードリーダーの光源と印刷色の組み合わせが不適切な場合やバーコードに帯の端がかかるなどにより、読み取れないことが往々にして存在する。したがって、帯のかからないところにバーコードがあるのがよい。

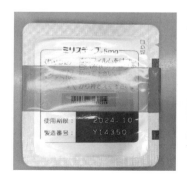
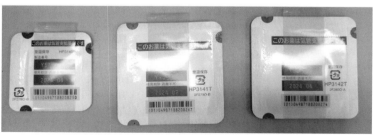

第 11 図　帯のある医薬品

4. 複数の近接バーコード

　調剤包装単位コードと販売包装単位コードが近接している場合（第12、13図）、固定式バーコードリーダーでそのエリアを読ませると、目的と異なる方のGS1データーバーが認識されることがある。もし調剤包装単位コードと販売包装単位コードのどちらか一方のみを読み取りたい場合、まず目視で読みたい方のGS1データーバーを確認し、不要な方を指で隠す必要がある。したがって、調剤包装単位コードと販売包装単位コードの両方を一緒に印刷することが多い軟膏や水剤等については、GS1データーバーを離して印刷するのがよい。さらに離し方については、例えば正面に向かって左側を販売包装単位コード、右側を調剤包装単位コードといったように、業界で統一いただけると現場としては嬉しい限りである。

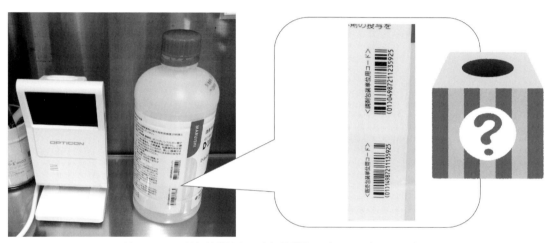

第12図　調剤包装単位と販売包装単位のどちらを読むかは時の運

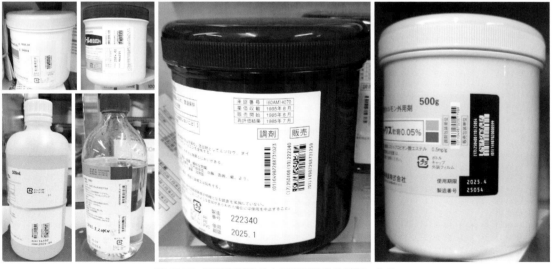

第13図　調剤包装単位と販売包装単位が近いもの

5. 医薬品名の見える場所へのGS1データーバー印刷

　調剤時のGS1データーバー読み取りの場合、まず目視で薬品名を確認し、次にGS1データーバーのスキャンを行う。GS1データーバーが薬品名の見えない場所である場合、目視で薬品名を確認した後、薬品をGS1データーバーの位置まで回転してGS1データーバーを読み取るという作業工程が発生する。したがって、表面の薬品名の近くにGS1データーバーがあるのがよい（第14図）。

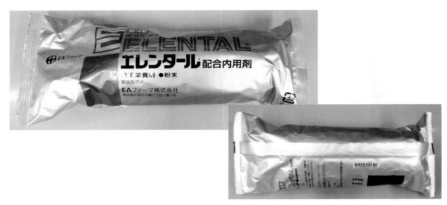

第14図　裏面にバーコード

6. ピロー包装のつなぎ目

　ビニールによるつなぎ目がある個包装医薬品が存在する（第15図）。そのつなぎ目の奥にGS1データーバーがある場合、二重のビニールの上からバーコードリーダーで読み取ることになるため、非常に読み取りづらい。したがって、つなぎ目部分から離れた場所にGS1データーバーを印刷するのがよい。

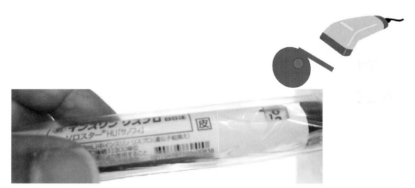

第15図　ピロー包装のつなぎ目

7. GS1データーバーの印刷方向

　医薬品が長方形の箱に入っている場合、GS1データーバーの印刷面は平面であるため、読

み取りはスムーズであるが、湾曲面の場合、湾曲している方向に印刷があると読取速度が遅延する。したがって、ガイドライン[7]通り湾曲面に対し垂直に印刷するのがよい（第16図）。

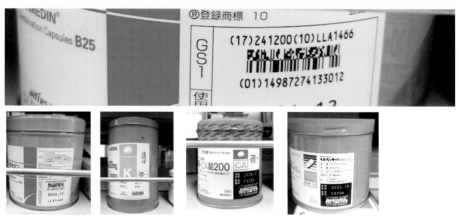

第16図　湾曲している

8. 販売包装単位コードの印刷位置

　PTPシートを封入している包装箱を開封した場合、開封済であること、ならびに次回取り出しやすくするため、開封口を切断し、棚に戻す。包装箱には製造番号および有効期限、ならびにGS1データーバーなど医薬品の固有情報が印刷されているが、固有情報の印刷位置は製薬会社ごと、製品ごとに異なる。したがって、開封口に固有情報があった場合、気づかずに切断し、紛失してしまう場合がある。また、1回服用毎に錠剤やカプセルを一つの袋に入れる（一包化やワンドーズパッケージという）、錠剤自動分包機という機械がある。一包化が進み、錠剤自動分包機の中に入っている医薬品がなくなった場合、錠剤やカプセルをPTPシート等から取り出して裸の錠剤やカプセルの状態にして補充する必要が出てくる。ここで、錠剤自動分包機からよく払い出される医薬品については、販売包装規格として裸の状態の「バ

取り出し口側に有効期限とロット番号

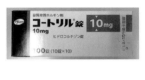
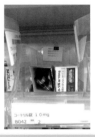
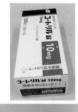

開け口から開けないようにしています

第17図

153

ラ」というものが販売されているものがある。欲しい医薬品のバラが販売されていればよいが、販売がない場合、あらかじめPTPからバラして固有情報と一緒に保管を行う。したがって、固有情報の印刷位置は、開封時に切断されても紛失しにくい場所でかつ簡単に取れるものがよい（第17 〜 21図）。

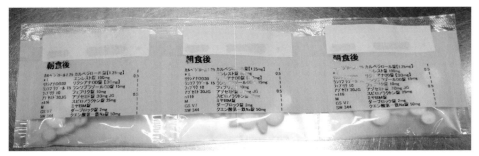

第18図　1包化（ワンドーズパッケージ）

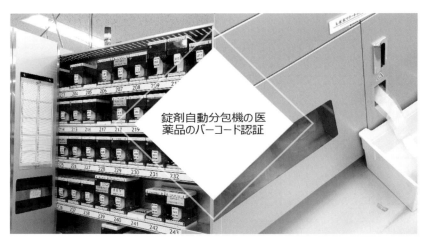

第19図

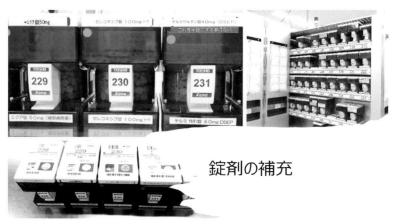

錠剤の補充

第20図

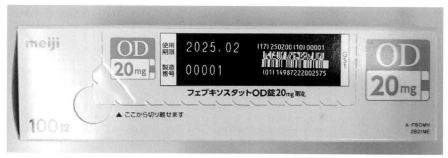

第 21 図　固有情報が取りやすい

● GS1データーバーの外袋への印刷と素材

　輸液（注射剤のうち、50mL以上の容量のものを輸液という）のうち、酸素が医薬品の液体内に入ることにより酸化され、着色するものや品質が変化するものがあり、製品の安定化のため脱酸素剤が入っているものがある。その輸液を包んでいる外袋にはGS1データーバーがなく、輸液本体にのみGS1データーバーがある場合、輸液本体のGS1データーバーが搬送中に脱酸素剤に隠れてしまい、そのままでは読みとれない場合がある。したがって、外袋にGS1データーバーを印刷するのがよい。またその外袋は光が反射しにくい素材がよい（第22図）。

脱酸素剤で隠れている

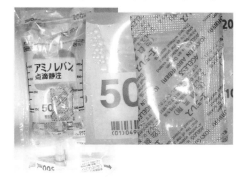

光で反射

第 22 図

● GS1データーバーの外袋への有効期限印刷

　注射剤のシリンジなど丸いものは、包装パッケージ内で回転してしまう。よって、有効期限が本体にのみ印刷されている場合、方向によっては、包装パッケージの外側から有効期限が確認できず、期限切れ投与のリスクが上昇する。したがって、外袋へも有効期限の印刷するのがよい（第23図）。

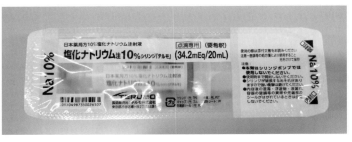

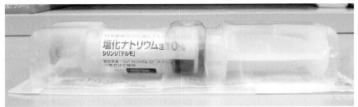

第 23 図　外袋に有効期限印字なし

● GS1データーバーのシール分離

　注射剤のアンプルやバイアルを輸液に混ぜた場合、混合後も輸液と同じ色であれば、見た目で混合したかどうかを判別することは不可能となり、それが複数存在すれば、取り違えなどのリスクが飛躍的に上昇する。よって、区別するための補助情報として、混合した医薬品のシールを輸液に貼付することができれば、視認性が向上し安全性が高まる。したがって、アンプルやバイアルに剥がすことができるシールがあるのがよい（第24図）。

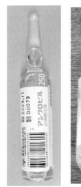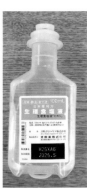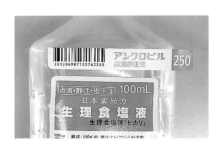

第 24 図　混注した薬剤ラベルが貼付可

● 調剤包装単位コードへの製造番号と有効期限の印刷

　現在、調剤包装単位コードを含んだGS1データーバー印刷には、製造番号（ロット）と有効期限は必須ではないものの、先ほどの例のように、病院内では新品と返品が頻繁に混在する。新品と返品の形状が異なる場合、払い出し時に注意が向きやすいが、同一形状で異なる

有効期限の同一医薬品が同じ場所に混在したまま保管を行うと、一部のみ有効期限が切れてしまう場合がある。有効期限切れの医薬品に気付かずに払い出し、投与してしまった場合、アクシデントとなる。よって、医薬品に製造番号と有効期限のついた調剤包装単位コードが印刷されていれば、取り揃え時のGS1データーバー読み取り認証作業時に、物の確認と有効期限の確認が一緒に可能となる。したがって、作業工数は増えずに安全性が飛躍的に高まるため、可能な限り印刷していただければ幸いである。

● おわりに

　各製薬企業および包装パッケージ企業の皆様には、製造コストがかかる中、現場で使いやすいように改善いただいていており感謝の念に堪えない。医療情報のシステム化が進むにつれ、医療提供の質ならびに環境も変化してきており、新たなニーズも発生してきている。今回、より安全により効率よく医療を提供すべく、現場で起こっている課題について述べさせていただいた。企業の皆様および現場が課題を共有し解決していくことによって、よりよい医療体制が構築でき、ひいては患者に還元できるようになるため、是非とも支援賜れれば幸いである。

参考文献

1) 現行制度の下で実施可能な範囲におけるタスク・シフト／シェアの推進について、医政発0930第16号（令和3年9月30日）
2) 調剤業務のあり方について、薬生総発0402第1号（平成31年4月2日）
3) 医療用医薬品を特定するための符号の容器への表示等について、医政産情企発0913第1号薬生安発0913第1号（令和4年9月13日）
4) PTP包装シート誤飲防止対策について、医政総発0915第2号（平成22年9月15日）
5) エフィエント錠添付文書2021年12月改訂（第3版、効能変更、用法変更）
6) 添付文書閲覧アプリ「添文ナビ®」(https://www.gs1jp.org/standard/healthcare/tenbunnavi/app/)
7) 知って守ろうバーコード規格正しい印字と読取りのためのガイドライン、(一社)日本自動認識システム協会

筆者紹介

山中　理（やまなか　さとる）
　(地独)市立大津市民病院
　薬剤部・医療情報システム室・医薬品情報管理室

医薬品包装の現状と課題

奈良県立医科大学附属病院
池田 和之

⬤ はじめに

　21世紀に入って間もない2002年4月、医療安全対策検討会議で議論された内容が取りまとめられ、「医療安全推進総合対策」として発表された。この中には、医療安全を確保するため、国の責務、地方自治体の責務、関係者の責務と役割、医療従事者個人の責務、患者に期待される役割などとともに、医薬品・医療用具等にかかわる安全性の向上も示されている。医薬品における取り組みでは、「バーコードチェックがさらに普及するよう、製品のコード表示の標準化について検討を進める必要がある」とされ、医療の情報化とともに情報システムを利用した医療安全対策も進められることとなった。その後、医療用医薬品へのバーコード表示のための研究や準備が進められ、2006年9月に医薬品の取り違え事故の防止および

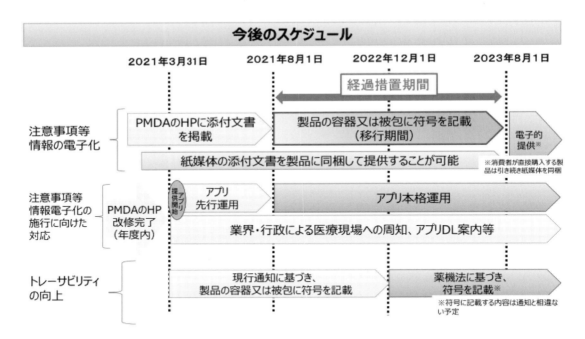

第1図　2019年薬機法改正のスケジュール
（出典：厚生労働省　薬機法改正に向けた対応状況について
添付文書の電子化、トレーサビリティの確保
https://www.mhlw.go.jp/content/11121000/000682481.pdf）

トレーサビリティの確保のため、「医療用医薬品へのバーコード表示の実施について」の通知が発出された。2012年には表示目的に医薬品の流通の効率化を加え、「「医療用医薬品へのバーコード表示の実施要項」の一部改正について」が発出され、現在の医療用医薬品へのバーコード表示が形作られた。このような経緯を経て表示された医療用医薬品のバーコードは、2019年の医薬品、医療機器等の品質、有効性及び安全性の確保等に関する法律（以下、薬機法とする）の改正により、法律に基づく表示となり、2022年12月から施行されている。さらにこの薬機法改正では、添付文書の電子化も行われており、2021年8月から2年間の経過措置を経て2023年8月からは医療用医薬品への紙の添付文書の封入はなくなり、電子媒体で提供されることとなる（第1図）。

　本項では、医薬品包装でも特に医療用医薬品バーコードの現状と課題について、医療機関での現状を踏まえて示したい。

◉ 医薬品包装の現状

　医療用医薬品の包装は、薬機法をはじめ各種施行通知並びに業界団体の基準などにより表示内容や表現等について様々な条件や制限が課せられている。特に、近年医療用医薬品の包装（特に、販売包装）に関係するのが、2019年の薬機法改正に伴う添付文書の電子化と医療用医薬品バーコードの表示になる。

　医療用医薬品へのバーコード表示自体は既に通知に基づく表示が行われていることから、令和3年公表された「「医療用医薬品における情報化進捗状況調査」（令和2年9月末時点）の結果公表」でも、薬品コードについては調剤包装単位・販売包装単位・元梱包装単位の全ての包装単位で100％の表示となっており、必須表示項目である有効期限や製造番号などについても表示割合が徐々に上昇している（第2図）。当院で取り扱う医薬品でもほぼ表示されていることが確認できている。なお、今回の薬機法に基づく表示となったことにより、従来表示されていなかった麻薬等においてもバーコードの表示が行われるようになった。さらに、薬機法では販売包装単位へのバーコード表示を規定しており、調剤包装単位ならびに元梱包装単位へのバーコード表示は、従来同様に通知に基づき表示されている点には留意が必要である。

　当院では外来処方の多くを病院内にて調剤を行っており（院外処方箋発行率約11％：2023年3月時点）、取り扱う医薬品も約2,000品目と多く、内服薬だけでも約800品目程度取り扱っている。特に近年、後発医薬品の利用促進や医薬分業の推進などにより錠剤シートの形状等も変化してきた。当院の2013年の調査では、内服薬の75.1％が10錠シート、13.8％、14錠シート7.3％が21錠シートであったものが、2022年の調査では84％が10錠シートとなっており当院採用薬においても10錠シート増加している。当然のことながら医薬品へのバーコード表示の過渡期であった2013年時点では31.8％に過ぎなかったが、2022年時点では100％の表示になっている。さらに、Lotについては2013年時点で97.8％の医薬品に表示があり、有効期限については14.2％の医薬品に表示があった。この状況は2022年度の調査でも変化はなく同程度の表示であった。

(1) 調剤包装単位

医療用医薬品の種類	MEDIS-DC データベース登録割合	新バーコード表示割合		
		商品コード	有効期限	製造番号又は製造記号
特定生物由来製品	100.0%(100.0%)	100.0%(100.0%)	100.0%(100.0%)	100.0%(100.0%)
生物由来製品（特定生物由来製品を除く）	94.1%(92.5%)	100.0%(100.0%)	20.9%(※20.6%)	20.9%(※20.6%)
内用薬（生物由来製品を除く）	98.1%(98.5%)	100.0%(100.0%)	0.6%(※ 0.3%)	0.6%(※ 0.3%)
注射薬（生物由来製品を除く）	98.5%(99.0%)	100.0%(100.0%)	1.8%(※ 1.7%)	1.8%(※ 1.7%)
外用薬（生物由来製品を除く）	94.2%(93.0%)	100.0%(100.0%)	3.7%(0.9%)	3.7%(0.9%)

(2) 販売包装単位

医療用医薬品の種類	MEDIS-DC データベース登録割合	新バーコード表示割合		
		商品コード	有効期限	製造番号又は製造記号
特定生物由来製品	100.0%(100.0%)	100.0%(100.0%)	100.0%(100.0%)	100.0%(100.0%)
生物由来製品（特定生物由来製品を除く）	94.6%(93.4%)	100.0%(100.0%)	100.0%(100.0%)	100.0%(100.0%)
内用薬（生物由来製品を除く）	98.0%(99.3%)	100.0%(100.0%)	85.1%(67.2%)	85.1%(67.2%)
注射薬（生物由来製品を除く）	98.5%(99.0%)	100.0%(100.0%)	88.1%(72.8%)	88.1%(72.8%)
外用薬（生物由来製品を除く）	94.8%(94.2%)	100.0%(100.0%)	67.8%(41.6%)	67.8%(41.6%)

第2図　医療用医薬品バーコードの表示
（出典：厚生労働省「医療用医薬品における情報化進捗状況調査」（令和2年9月末時点）の結果公表
（令和3年9月13日）https://www.mhlw.go.jp/content/10807000/000830999.pdf）

◉ 医療用医薬品バーコードの利活用の現状

　医療用医薬品のバーコードは、2012年によると「医薬品の取り違え事故の防止」、「トレーサビリティの確保」、「医薬品の流通の効率化」を目的として表示されている。医療機関ではこれらに基づき、医薬品の取り違え事故の防止として内服薬や注射薬の調剤時に事前に準備された医師からの処方箋に示された薬剤を取り揃え・調剤できているかの確認にバーコードを用いる、注射薬の混合調製時にこれから調製すべき薬剤かどうかの確認にバーコードを用いるなど行っている。さらに、トレーサビリティの確保の観点からはいつ・患者に・何を使用したかの記録を20年間保管しなければならない特定生物由来製品の管理で、包装に表示された商品コード・有効期限・ロットのバーコードを読み取り記録の作成を行うなどの取り組みが行われている。加えて、医薬品の流通効率化の観点からは医薬品の発注や棚卸などにバーコードを用いることで、医薬品の名称や規格、包装数などを間違いがなく発注・棚卸できるようになる（第3図）。

　令和2年の厚生労働省の調査では、一般病院の57.2％で電子カルテシステムが用いられており、400床以上の病院では91.2％の施設で電子カルテシステムが利用されていると示している。このような施設では、前述のような医薬品バーコードの活用が進んでいるものと思われる。一方、全体の40％の施設では電子カルテシステムが導入されておらず、さらにそれ

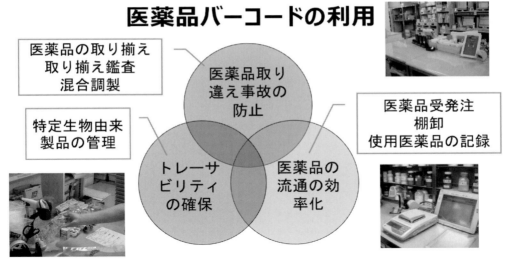

第3図　医療用医薬品バーコードの利活用

ら施設のほとんどはオーダリングシステムも導入されていない。このような施設では、医薬品の取り違え事故の防止としての医薬品バーコードの利用は困難であり、結果利活用の低下にもつながる。病院薬剤部門での医薬品バーコードの利活用については、日本病院薬剤師、医療情報システム小委員会にて「令和2年度病院薬剤部門の情報化に関する調査」が行われている。この調査の回答施設数は286件ではあるが、回答施設の規模は400床以上の大病院ばかりでなく、400床未満の中小規模の病院からの回答も多く、全体を通して約83％施設で

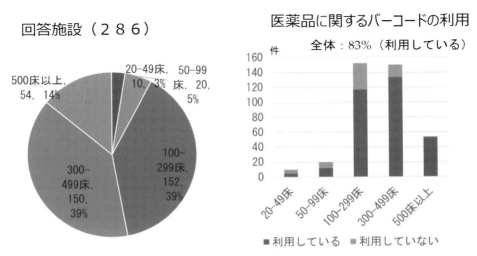

第4図　医療現場での医薬品関連のバーコード利用の現状①

医薬品に関するバーコードが利用していると回答があった（第4図）。医薬品に関するバーコードの利用場面としては、受発注や入出庫、在庫管理、棚卸など物流管理に関する場面での利用が多かった。一方、医薬品の取り違え事故の防止としての利用である内服薬や注射薬の調剤時の利用では、散薬の計量調剤（体重など患者の状態に合わせ粉薬を量り取り調剤を行うもの）時に利用する施設は多かったが、計数調剤（錠剤シートなどを必要数取り揃え調剤を行うもの）時に利用する施設は少なかった（第5図）。これら結果は、先の病院情報システムの普及率とも相関するように思われ、病院薬剤部門での医薬品バーコードのさらなる利活用においては病院情報システムの普及率の向上も期待される。

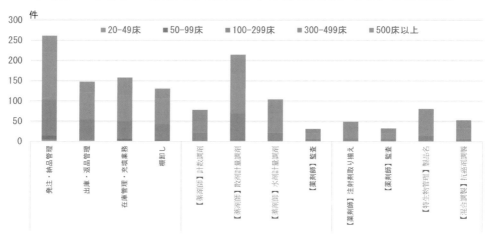

第5図　医療現場での医薬品関連のバーコード利用の現状②

● 医療用医薬品バーコードの利活用に向けて

　医薬品バーコードは、「医薬品の取り違え事故の防止」、「トレーサビリティの確保」、「医薬品の流通の効率化」を目的として表示されているが、特に病院薬剤部門で重視すべき事項は「医薬品の取り違え事故の防止」でないだろうか。医療機関では、平成18年の医療法改正により「医薬品の安全使用のための業務手順書」（以下、手順書とする）の作成等が義務付けられている。この手順書の作成では、手順書として項目立てし記載すべき事項をまとめた作成マニュアルが公開されており、医療安全に係る法令改正や医薬品の安全使用を取り巻く環境が変化していることに伴い初版の「「医薬品の安全使用のための業務手順書」作成マニュアル」を見直し、「医薬品の安全使用のための業務手順書」作成マニュアル（平成30年改訂版）が作成された。この改訂版作成マニュアルでは、定めることが望ましい事項として「医薬品関連の情報システムの利用」が示され、その中では調剤に関する事項中に、次の通り示されている。

＜医薬品の取り揃え・鑑査＞

□取り揃え間違いの防止

・調剤準備にかかる医薬品取り揃え時に医薬品バーコードを利用することが望ましい

・散薬 水薬計量時に鑑査システムを利用することが望ましい

・調剤鑑査時に医薬品バーコードを利用することが望ましい

（※医薬品バーコードに関する事項を抜粋）

さらに、令和4年6月には日本病院薬剤師会より「医薬品の安全使用のための業務手順書作成マニュアル「第23章 医薬品関連の情報システムの利用」に関する解説」が公表され、次の通り解説されている。

＜医薬品の取り揃え・鑑査＞

　医薬品の取り違え防止には、医薬品バーコードの利活用を強く推奨する。医療用医薬品には，医薬品包装の最小単位である注射アンプルや錠剤シートに調剤包装単位としてバーコードが表示されている。これらを，医薬品の取り揃えや鑑査、計量、混合調製などに利用することで取り揃え間違いを防止できる。…

　さらに、令和4年度からは「医療機関などにおける高度な医療安全のためのバーコードの活用に関する研究」なども実施され、関係各所では医療用医薬品バーコードの利用拡大に向けた取り組みが行われている。

◉ 医薬品包装とSDGｓ

　医薬品の包装は、単に医薬品を入れその内容がわかるための表示を行っているだけでなく、流通段階で中の医薬品が破損などしないようにするための緩衝機能や有効期限内の有効成分の安定を確保するための遮光等の機能も有する。一方で医療機関では、医薬品の包装（特に販売包装）は、医薬品の保管容器として利用される場合がある反面、多量の医薬品を消費する際にはその包装容器は廃棄物として処理される。さらに前述の医薬品の包装に関する項目でも示したが、近年の医薬分業の進展により医療機関に納入される医薬品、特に内服・外用薬では1,000錠入りの大きな包装から100錠入りの小さな包装への移行が進んでいるように思われる。

　さらに医療現場では、各社の包装容器や錠剤等のシートの大きさが異なることから、調剤棚などへの医薬品の補充が難渋する場面もある。これは医薬品の流通時も同様で、医薬品の包装が各社、製品により異なることで同じコンテナに入れることができる数量が異なる。このように医薬品の包装容器の大きさを標準規格化することで効率的な流通が可能となり、その先にはバーコード等の表示面などの標準化が実施できれば検品等のさらなる効率化が実現できるのではと考える。

　また、過去には使用後の医療用医薬品の容器に別の薬品等を充填し流通させた事件も発生している。近年高額な医薬品も多数上市されているため、このような事件が再発しないとは限らない。これを防止するために、また容器を有効に利用するためには包装容器の再利用とその容器リサイクルの確実な流通フローを確保すべきと考える。

163

● おわりに

　医療用医薬品へのバーコード表示は行政や企業の努力により、世界に先駆けて表示された。一方日本では医療用医薬品の流通、調剤の特殊性や安全・確実な流通が確保されているため、これらシステムを活用するインセンティブが高まりにくい。しかし近年、医薬品は高額な医薬品や緊急輸入の医薬品など従来行われていた流通や使用などの環境が大きく変化している。これらに対応するため、このようにSDGｓや偽造医薬品の流通防止の観点からも、医薬品包装について業界全体で検討し、流通や保管の効率化のための包装容器や錠剤シート等の標準規格化や偽造医薬品流通防止や包装容器の有効活用のための仕組みづくりなども検討すべきではと考える。

筆者紹介

池田 和之
　奈良県立医科大学附属病院
　薬剤部長

保険薬局での調剤運用と運用別識別モジュール活用について
識別活用状況紹介2023年版

㈱タカゾノ
久保 慎治

● はじめに

私共「㈱タカゾノ（以降、当社）」は創業1963年8月、今年で60周年を迎える調剤機器メーカーで、事業内容は、病院、薬局向けに調剤機器やシステム、医療機器の製造、販売を行っている。

当社が身を置く、「病院や保険薬局の調剤市場」は、日本国内1,000億市場と言われる「ニッチ」な市場である。

その中で当社は、創業よりどちらかと言えば保険薬局向け製品の企画開発に注力してきたが、昨今の法令改正や規制緩和などで動きの激しくなった調剤現場を含めた医療業界全体の動向を見極めながら、多種多様なニーズに応える自由度の高い製品の企画開発が必要となっている。

2019年3月以降、コロナ禍の影響で大きく下がった処方箋枚数も現在は回復傾向にあるが、超高齢化や人口減少が進む中で、これ以上、処方箋枚数が増えることはないと言われている。

しかし、この未曽有の事態の中で、医療業界は大きな変革を遂げた。

オンラインによる診療、服薬指導が初診より解禁となったのである。

症状の安定している患者向けの「リフィル処方箋」の解禁や、2023年1月スタートの「電子処方箋」など医療全体のIoT化が、コロナを機に急速に推進されてきていることが、大きな柱となっていることは間違いない。

この状況下で、当社の生み出す「調剤機器のIoT化」も並行して進んでいる。

そこで本稿では、調剤機器による最新の運用や、そこで識別のために使用されるモジュールの概要を簡単に紹介する。

最初に、保険薬局の処方応需から投薬に至るまでの一般的な流れを紹介する。

● 保険薬局　調剤運用の流れ：院外処方箋

(1)処方箋発行（医療機関）

(2)処方箋応需（保険薬局・一部ドラッグストア）

　　インプット手法：電子処方箋、紙処方箋、SNSの利用

(3)調剤実施

　　調剤種別：錠剤・散剤・水剤・外用、湿布剤他

(4)投薬：服用方法や処方薬毎の服薬指導実施

(5)服用後フォローにて経過確認と医療機関へのフィードバック

　　調剤の一般的な流れは、前述記載の五つとなる。

(1) 処方箋発行（医療機関）

　患者ごとの処方箋が発行され、それに伴う調剤業務を開始する。

(2) 処方箋応需

　医療機関からの処方箋の発行方法により、様々な状況が発生する。

　代表的なものを列記すると、

①現状最も多いのは紙での発行で、薬局側の処方入力が必要になる。

　入力の形態にもいくつか種類がある。

・入力者による手入力（入力者のスキルによってスピードに差異有）

・医療機関が処方箋に処方内容が入ったQRコードを印字した場合の処方読み取り（医療機
　関側には処方のQR印刷、薬局側にはQRの読み取りシステムが必要）

・処方箋OCRによる処方内容のQR化（前述と違い、OCRで文字認識してQR化した処方を読
　み取るシステムが必要）

・処方箋OCRによる薬局システムへの直接取り込み

②23年1月よりスタートした電子処方箋は、処方データをクラウド上にアップして、認証後
　に対象データを閲覧するといった仕組みですが、4月23日現在のところ対応可能な医療機
　関は270件、薬局は3352件となるので、普及には時間が掛かりそうである。

③また、SNSを利用しての対応ですと代表的なものは写真を撮ってメールで薬局へ送るとい
　った形であるが、写真の撮り方によって、処方内容や保険種別が判別不能となるので限定
　的に進んでいる。

　処方箋応需に伴う識別や入力方法の代表的なものは以上となる。

(3) 調剤実施

　調剤を実施するにあたっての識別となる。

＜調剤種別＞

　錠剤・散剤・水剤・外用、湿布剤他。

　一般的な包装された医薬品はバーコードやGS-1を利用して薬品認識やLOTを把握できるよ
うになっている。

＜調剤種別＞

　錠剤・散剤・外用・水剤。

　封から出さない包装品であれば上記同様。

　しかし、医療機関処方指示によって分包や混合が必要となる場合は、投薬する薬剤の規格
や数量が変わるために、当社のような調剤機器メーカーの分包機を使用して別途分包する。
その際、処方指示と相違ない薬品を分包するために、以下の識別を行う。

・錠剤：錠剤の画像による種類、数量の識別

・散剤：計量の際に包装品のバーコード、GS-1にて識別及び記録

・外用：同上

・水剤：同上

　この様な識別を実施して、さらに分包フィルムへも識別の表示を行っている（服薬者本人
やその家族、病院、施設等であれば、看護師や介護師向けに表示）。

166

分包フィルムへの印字／包or容器に識別印字を実施。内容は、従来、印字している患者ID・患者名・用法（時点）・その他（薬剤名や個別コード）等に加え、識別に適したバーコードやQRが追加されている。

(4)投薬：処方薬の服用方法別の服薬指導実施

　一般的には、薬歴の情報を確認しながら、今回処方に関する薬のデータに基づいて、薬の服用に関する患者毎の最適な指導を実施する（(3)の過程を経て当該患者に対する処方薬が、問題なく調製されていたことも確認）。

　今後電子処方箋が普及すれば、患者自身が了承のもとで、どこの医療機関や薬局でも服用データを確認することが可能となり、重複投与なども防止でき、より安全に服用する事ができる。

(5)服用後フォローにて経過確認と医療機関へのフィードバック

　そして、患者毎の経過確認のために服用状況や、その薬が適しているのかも含めた服用後のフォローも実施し、医療機関（医師）へフィードバックを行うなど、医療機関と連携し、「患者を見守る活動」を行っている。

　調剤に関わる流れや、そこで発生する識別等の行為や手法の代表的な運用は以上となります。

◉ おわりに

　調剤の運用ルールは、薬機法や調剤運用ガイドライン等に記されており、それに準じた運用を行っている限りは、現状の識別精度でほぼ誤薬等は防止できる。とはいえ、誤薬や調剤過誤は数こそ減っているが、ゼロには遠く、その要因の大半はヒューマンエラーである。

　調剤現場は、多くの業務を実施しているので、イレギュラーな事態も数多く発生する。柔軟な発想で且つルールに沿った対応を実施しなければならない為に、経験やスキルが不足するとエラーの発生率が高くなるといった現状である。

　経験やスキルが不足していても、安全に業務の対応できる様なチェックシステムの開発やミスを未然に防ぐ仕組みづくりが、医療現場や患者を支える立場である我々の今後の課題であると認識して、新たな製品開発に活かしていく。

筆者紹介

久保 慎治
㈱タカゾノ
企画マーケティング本部
＜業務歴＞
　1999年に㈱タカゾノへ入社。2019年まで地域連携を念頭に置いて営業活動を推進。2020年より営業本部にて全国支援を経験。2022年より現在の企画マーケティング本部に所属し、主にユーザーと協業しながら調剤機器やシステムの企画立案を実施。

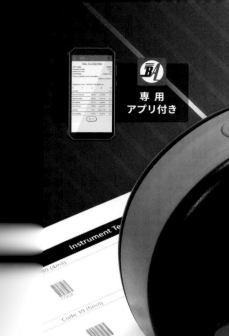

専用
アプリ付き

持ち運べる バーコード検証機

選べる導入方法
端末購入 or サブスク

IEC/ISO15416準拠

BarcodeAdvisor ®
バーコードアドバイザー

トラブルが発生する前に
検証機でバーコードの品質チェックを!!

Barcode Advisor ®

持ち運びに便利 **ポータブルタイプ** 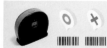	国際規格に準拠 **優れた品質判定** **IEC/ISO15416** (2016/2000)	設定が簡単 **専用Android アプリ**
評価結果・改善対策 **レポート機能あり** 	様々なバーコードに対応 **GS1 データ構造検査も可能** 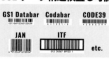etc.	構造チェックやエラー確認 **コンビニ収納代行に対応** 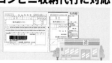

ポータブルだから
現場にも楽に
持って行けるぞ

Android アプリは
操作がしやすいな

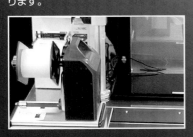

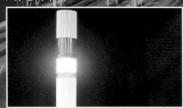
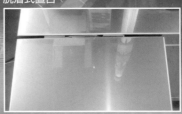
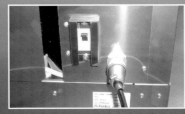

組込み関連機器のソフトウェア製品を開発する
グレープシステムが作った軽量・コンパクトなライブラリ

GS1DataBar ソースコードライブラリ

ソースコード 　**提供**　　ロイヤリティ 　**不要**

プラットフォーム **非依存** 　一括ライセンス **提供**

LCDパネルやプリンタで
GS1 DataBar表示、印字機能
の追加をしたい

検査機器に
GS1 DataBar読み取り機能
の追加をしたい

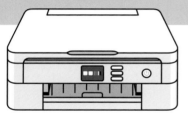

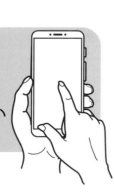

こんな時に最適

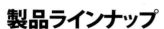

既存システム、アプリへの
GS1 DataBar表示、
読み取り機能の追加をしたい

製品ラインナップ

GR-GS1 DataBar Encoder/Decoder	GR-BARCODE Encoder/Decoder
GR-QR Encoder/Decoder	GR-Aztec Encoder
GR-DataMatrix Encoder/Decoder	GR-PDF17 Encoder

GRAPE SYSTEMS®

株式会社 グレープシステム® 営業部
横浜市西区みなとみらい2-3-3 クイーンズタワー B 19F 〒220-6119
TEL:045-222-3761　FAX:045-222-3760

sales@info.grape.co.jp

https://www grape co jp/

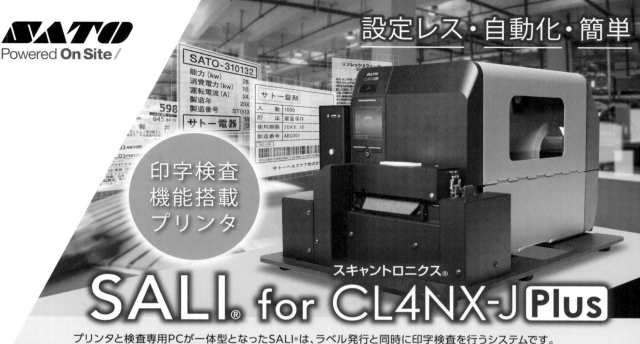

設定レス・自動化・簡単

印字検査
機能搭載
プリンタ

スキャントロニクス®

SALI® for CL4NX-J Plus

プリンタと検査専用PCが一体型となったSALI®は、ラベル発行と同時に印字検査を行うシステムです。これにより、従来の目視検査を自動化することができます。人的ミスや作業工数・作業時間を削減し、全面全数検査を実現。確かな品質を確保し、さまざまな市場のニーズに対応します。

1	印字検査を手軽に導入
2	設定レス印字検査
3	自動停止による不良ラベル混入防止
4	全数ラベル画像記録

検査項目や検査領域の設定が不要で、さまざまな印字不良を検知します。作業者の負担を軽減し、属人化を防ぐことができます。

リボンじわ	文字の部分欠け	汚れ	バーコードの欠け	バーコード/2次元コードの品質検査
PC画面：欠陥表示	PC画面：欠陥表示			※ISO/IEC 15416、ISO/IEC 15415準拠

※上記の検査項目は一例です。

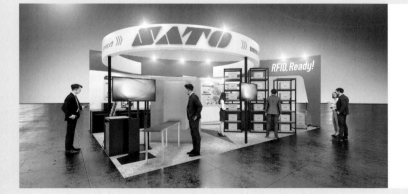

RFID, Ready!

小間位置
東2ホール 12-6

会　期
2023年 7月5日(水)〜7日(金)
10:00〜17:00

会　場
東京ビッグサイト

サトーヘルスケア株式会社

🌐 https://www.sato.co.jp

●このカタログの記載内容は2023年5月現在のものです。
●製品改良のため断りなく仕様を変更することがありますのでご了承ください。
●いかなる形式でも本誌の一部または全部の複製および無断転載をお断りいたします。
●記載されている会社名、ソフトウェア名、商品名などは各社の商標または商標登録です。

〒108-0023　東京都港区芝浦3丁目1番1号
msb TamachiステーションタワーN

📞 0120-22-6310

受付時間　月〜金 9:00〜17:45
※土・日・祝日・年末年始・夏期休暇を除く

全国の営業拠点
一覧はこちら

©SATO HOLDINGS CORPORATION. All rights reserved.

GENERAL

ゼネラルのテクノロジーが
　　あらゆる管理システムをフルサポート。

■用途事例：物流・流通・FA・食品・医療・医薬・アパレル・アミューズメント・カード・チケット・セキュリティ■

サーマルリボン

～多様化するニーズに高品質でお応えするゼネラルのサーマルリボンシリーズ～

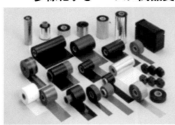

「汎用タイプ」
＜KTX-4/SR-290＞
低エネルギー印字が可能。用紙適正がある。

「耐擦過、耐薬品タイプ」
＜SD-100/SD-160K45＞
高感度化により高速印字（8"/sec）が可能。
SD-100はコート紙にも印字可能。

「耐熱タイプ」
＜SD702-5/SD802-5＞
約200℃のスチームアイロン耐性がある。
アパレルタグ用に最適。

「高速、高品位タイプ」
＜SR-790/HT-110H＞
高速印字が可能で鮮明性、堅牢性に優れる。

「耐洗濯・耐ドライクリーニングタイプ」
＜SDC-220K/SDC-230K＞
耐洗濯、耐ドライクリーニング・耐汗、耐熱、
耐摩擦に優れ、ケアマーク用に最適。

「フィルム専用タイプ」
＜SDF-300/SDF-400/SDF-500＞
主に食品包材や部品包材への印字用。
超高速印字（50m/min以上）にも対応。

産業用インクジェットインク

～新しいマーケットの扉を開くゼネラルのインクジェットインクシリーズ～

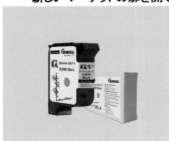

「水系インク」
＜HD119/HD156＞
低解像度でも高濃度印刷を実現。取り扱いが簡単な水系インクシリーズ。

「溶剤系ヒートレスインク」
＜IQ990/IQ797/IQ800/IQ801＞
乾燥ヒーターなしでフィルムなど幅広い素材への印字を可能にするヒートレスインクシリーズ。

「耐アルコール用 UV-LED硬化性インク」
＜IQ130/IQ131＞
耐アルコール性を有したUVインク。医薬・食品系での用途に最適なUVインクシリーズ。

「セキュリティ向け蛍光インク」
＜IQ203/IQ248S＞
不可視インクにブラックライト照射で蛍光発色するステルスインクシリーズ。

UHF帯RFIDインレイ/タグ・ラベル

～新たな物づくり時代を支えるゼネラルのUHF帯RFIDインレイ/タグ・ラベルシリーズ～

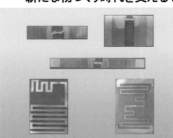

「自由なアンテナ設計」
ゼネラルグループでアンテナを製造しているため、お客様のニーズにあわせて
設計、製造などのカスタマイズが可能。

「基材の選択肢が広い」
ゼネラルインレイはPET、PP、PEN、合成紙など基材の選択肢が広く、
お客様のニーズにあわせて選定が可能。また、特殊な粘着糊や表面加工も承ります。

「汎用インレイ/タグ・ラベル」
＜GDi05/GDi07＞
ストラップ型ICを搭載しており、重ね読みに強い汎用シリーズ。

「金属用ラベル」
＜GML01/GML03/GML06＞
一般的なRFIDラベルでは読めない金属に対して専用のラベルを準備。

Ｇ ゼネラル株式会社　https://www.general.co.jp　東京本社：東京都千代田区西神田1-3-6　TEL.03-5283-8640　FAX.03-5283-8641
大阪本社：大阪市城東区中央2-15-20　TEL.06-6933-1803　FAX.06-6933-9376

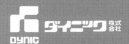

あらゆるニーズに応える
ダイニックのサーマルリボン

ダイニックは、総合インクリボンメーカーとして、
独自のコーティング技術を基に信頼性の高い製品
を創り出しています。
今日の多種多様な場面での要求品質に応える
ダイニックのバーコードプリンタ用サーマルリボン
の品質は、ISO9001の取得により、グローバル
に評価されています。

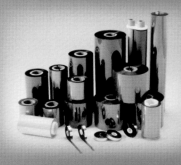

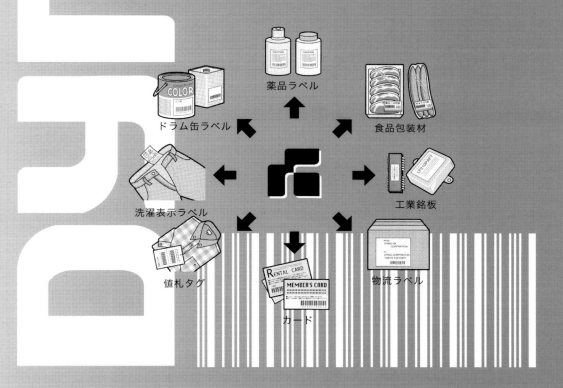

薬品ラベル
ドラム缶ラベル
食品包装材
洗濯表示ラベル
工業銘板
値札タグ
カード
物流ラベル

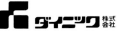

あなたの毎日は、
自動認識に守られています。

カードも使わずにゲートが開閉して、関係者だけが入館できる。

生産地・生産者がわかる、安全でおいしい食材が手に入る。

ネットで注文したものが、すぐに手もとに届く。

そんな安全・安心・快適な社会を支えているのが、顔認識、RFID、

バーコードを始めとする様々な認証技術と自動認識システムです。

その恩恵は、今日のあなたにも。

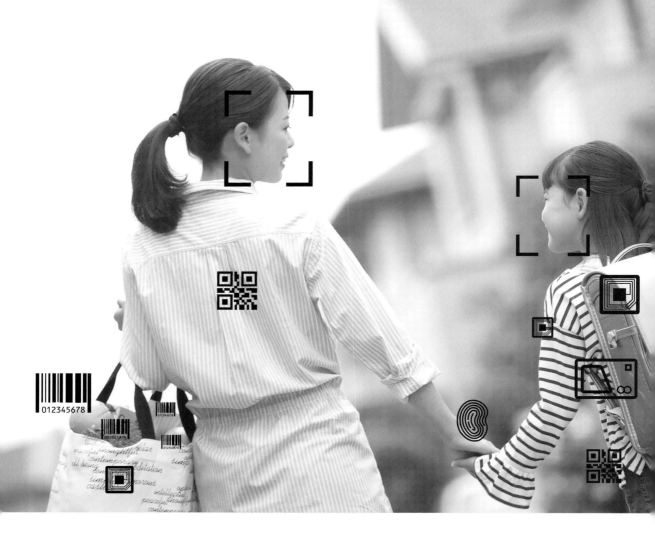

日本自動認識システム協会は、人々の生活の向上のため、新たな技術とシステムの開発を推進しています。

一般社団法人 日本自動認識システム協会　〒101-0032 東京都千代田区岩本町 1 丁目 9 番 5 号 FK ビル 7 階　https://www.jaisa.or.jp/

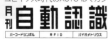
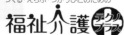

赤外線カメラの基本と検査・解析ソリューション

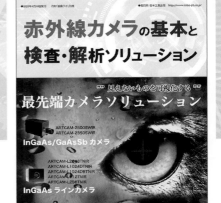

FAX 03-3944-6826
フリーコール 0120-974-250

ドローンに搭載したソーラーパネルの点検、野生動物の生態調査、農業支援、インフラ・構造物等の非破壊検査、軍事、セキュリティ・監視、生体認証、医療、シリコンウェハ・食品・医薬品・太陽電池・農産物などの画像検査や解析など、赤外線カメラを利用するフィールドが拡大しています。そこで本冊子では、赤外線や赤外線カメラの基本、応用分野の紹介、また最新の製品の機能や特長、検査や解析ソリューション、事例・用途例など各社の取り組みについても紹介致します。

月刊「画像ラボ」編集部編
A4変形判　本文70頁
定価：1,650円（本体1,500円＋税10%）

目　次

製品・技術・ソリューション紹介

勤務先		ご所属			
ご住所	〒			勤務先□	自宅□
氏名		E-mail			
TEL		FAX			
申込冊数	定価1,650円（本体1,500円+税10%）＋送料100円×		部	合計	円

日本工業出版㈱ 〒113-8610 東京都文京区本駒込6-3-26　TEL：0120-974-250　FAX：03-3944-6826　E-mail：sale@nikko-pb.co.jp

医薬品製造における
自動外観検査 技術・装置
ガイド

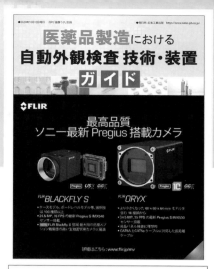

FAX 03-3944-6826
フリーコール 0120-974-250

医薬品製造における自動外観検査装置は、品質の向上や生産の合理化につながるため、そのニーズは依然として高く、多様なニーズに応えるべく技術も日々進歩しています。本冊子では、外観検査における様々な課題を克服するための技術や製品・装置などについて紹介します。医薬品製造メーカーの生産技術や品質管理担当者、システム構築者、外観検査技術の入門者にも役立つ内容となっています。

月刊「画像ラボ」編集部編
A4変形判　本文46頁
定価：1,650円（本体1,500円＋税10%）

目　次

勤務先		ご所属	
ご住所	〒		勤務先□　自宅□
氏名		E-mail	
TEL		FAX	
申込冊数	定価1,650円（本体1,500円+税10%）＋送料100円×	部	合計　　　　　　　　円

日本工業出版㈱ 〒113-8610 東京都文京区本駒込6-3-26　TEL:0120-974-250　FAX:03-3944-6826　E-mail:sale@nikko-pb.co.jp

＜日工の知っておきたい小冊子シリーズ＞

医療用医薬品のバーコード及び包装向けガイドブック

2023 年 6 月 10 日　第 1 刷発行

発行人　　小林大作

発行所　　日本工業出版株式会社
　　　　　月刊「自動認識」編集部

本　　社　〒113-8610　東京都文京区本駒込 6-3-26
　　　　　TEL03(3944)1181 ㈹　FAX03(3944)6826

大阪営業所　06(6202)8218　FAX06(6202)8287

販売専用　　03(3944)8001　FAX03(3944)0389

振　　替　　00110-6-14874

http://www.nikko-pb.co.jp　e-mail:info@nikko-pb.co.jp

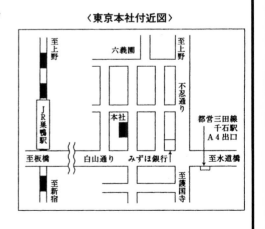

＜東京本社付近図＞

ISBN978-4-8190-3507-1　C3058　¥2500E　　　定価 2,750 円（本体 2,500 円＋税 10%）